大事なポイントを
しっかり押さえる！

介護
スキルアップ手帳

早引き
介護の
医学知識
ハンドブック

大妻女子大学教授
佐藤富士子［監修］

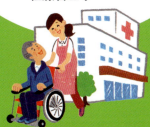

ナツメ社

- 本書に記載しているケア方法などの情報は、原則として平成29年12月現在のものです。

- 本書で紹介している治療・ケア方法などは、実践により得られた方法を普遍化すべく努力していますが、万一本書の記載内容によって不測の事故等が起こった場合、監修者、執筆者、出版社はその責を負いかねますことをご了承ください。

はじめに

　介護現場で働き始めた教え子たちから、「医学・薬学の知識が必要だと痛感する場面が多い」とよく聞きます。なぜ、介護職に医学・薬学の知識が必要なのでしょうか。その背景には、日本の高齢化率によって変わる高齢保健福祉政策があります。
　1963年に老人福祉法が制定され、介護職が介護現場で活躍しはじめてから半世紀が経ち、その間にも様々な政策がなされてきました。しかし、高齢者の増加に伴って介護ニーズはますます増大。従来の老人福祉・老人医療制度による対応は限界となり、2000年に介護保険制度が施行されました。これにより、介護サービスは措置で受けるのではなく、利用者がサービスの種類や事業所を選んで利用できるという"利用者本位"の契約に変わるなど、サービスの質・量ともに拡充が求められるようになりました。
　さらに、政府は団塊の世代が後期高齢者になる2025年を目途に、要介護となってもできる限り住み慣れた地域で、自分らしい暮らしを人生の最期まで続けることができるよう、地域の包括的な支援・サービス提供体制（地域包括ケアシステム）の構築を推進しています。これにより、介護職は24時間体制での介護を担う人材として期待され、一定の条件下で医療的ニーズを抱える人へ支援することを求められています。このような介護を取り巻く状況の中、さまざまな職種の方と協力していくには、共通した専門用語や疾患の知識、適切な対応が求められるようになります。
　本書は、介護において必要となる医学の知識を現場で使いやすいハンディサイズにまとめた本です。症状と疾患がリンクして確認でき、疑われる疾患の症状やケアのポイントがわかる辞典になっています。介護職が処置を行える医学的ケアの条件や、処置方法の確認や、検査、人体の構造なども確認できます。また、充実したイラストや図版で症状やメカニズム、処置の方法をイメージしやすいように工夫をしています。
　介護の現場において、介護職にも要介護者にも安心したケアが届けられるよう本書をご活用いただければ幸いです。

　　　　　　　　　　　　　　　　　　　　　　　　佐藤　富士子

本書の使い方

介護職の方や在宅で介護をされている方に向け、介護に役立つ医学知識をハンディサイズの本にまとめました。実際に目にする症状から疑われる疾患を把握でき、疾患の知識と介護のポイントを知ることができます。また、医療的ケアについての知識も深めることができます。

第1章 基礎知識

介護職にとっての医学知識の重要性と、医学の知識の基本、介護時の確認事項を理解することができます。

第2章 症状から疑われる疾患

日ごろ気になる症状や複数の症状から疑われる疾患を調べることができます。また、第3章の疾患へのリンクをつけています。

第3章 疾患と介護方法の基礎知識

介護の現場でよく見聞きする疾患の基礎知識をまとめています。その疾患の症状・原因・ケアのポイントを把握して介護にあたることができます。

第4章 バイタルサインと医療的ケア

介護の現場で求められる処置や、介護職が行える医療行為を確認できます。また、介護の現場でみられる医療行為も解説されており、医療関係者との連携をより取りやすくすることができます。

第5章 検査方法と検査値

検査の基礎知識や検査値の基準値を確認できます。検査は要介護者の状態を知る重要な情報となります。

第6章 人体の構造と加齢変化

人体の構造をイラストで確認できます。基礎知識に加えて、加齢により起こる変化を解説しています。

付録 巻末用語集

介護の現場でよく見聞きする医学用語を集めました。

▼ 2章の見方

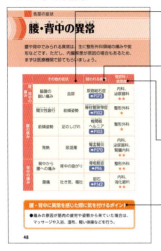

その他の症状
見出し以外の症状を見ることで、疾患を絞り込むことができます。

疑われる疾患
症状から疑われる疾患を確認できます。さらに疾患に関するページがある場合はページ数が記載されています。

受診科/救急度
受診するべき診療科や救急度を示しています。

気を付けるポイント
症状がみられる場合の介護のポイントをまとめています。

▼ 3章の見方

症状/早期発見のサイン
疾患にみられる症状と疾患に気づくサインを把握することができます。

高齢者/特定疾病
高齢者によくみられる疾患には「高」が、特定疾病には「特」がつけられています。

介護のポイント
疾患ごとに気を付けるべきポイントは違うため、疾患と結び付けて覚えることで知識を役立てることができます。

検査と診断/治療
検査方法や治療を把握することができます。

原因/覚えておきたい予防策
疾患の原因とその予防策を学ぶことができます。

イラスト
カラフルなイラストで理解度を高めることができます。

目次 - contents -

はじめに ……………………………………………… 3
本書の使い方 ………………………………………… 4

第1章 基礎知識

介護職が医学知識を学ぶ意味 ……………………… 14
老化と疾病 …………………………………………… 16
介護時の確認事項と注意点 ………………………… 18

第2章 症状から疑われる疾患

全身の症状

発熱 …………………………………………………… 20
吐き気・嘔吐 ………………………………………… 22
喀血・吐血 …………………………………………… 25
咳・痰 ………………………………………………… 26
動悸 …………………………………………………… 27
呼吸困難 ……………………………………………… 28
けいれん・ふるえ …………………………………… 30
しびれ・麻痺 ………………………………………… 32
だるい ………………………………………………… 34
めまい ………………………………………………… 36
むくみ ………………………………………………… 37
こころの症状 ………………………………………… 38
食欲がない …………………………………………… 39

各部の症状

頭痛 …………………………………………………… 40
胸痛 …………………………………………………… 42
腹痛 …………………………………………………… 44
首・肩の異常 ………………………………………… 47
腰・背中の異常 ……………………………………… 48
手足の異常 …………………………………………… 49
皮膚の異常 …………………………………………… 50

排便の異常	52
排尿の異常	54
口腔・のどの異常	56
眼の異常	58
耳の異常	59
鼻の異常	60

第3章 疾患と介護方法の基礎知識

脳・神経系の疾患

脳出血	62
くも膜下出血	64
脳梗塞・一過性脳虚血発作	66
硬膜下血腫	68
高次脳機能障害	70
パーキンソン病	72
てんかん	74
筋萎縮性側索硬化症（ALS）	76
進行性核上性麻痺	78
脊髄小脳変性症	79
認知症全般	80
アルツハイマー型認知症	84
血管性認知症	86
レビー小体型認知症	88
前頭側頭型認知症（ピック病）	90
若年性認知症	92
髄膜炎	93

骨格系の疾患

骨折	94
後縦靭帯骨化症	95
骨粗鬆症	96
関節リウマチ	98
変形性関節症	100
脊柱管狭窄症	102
椎間板ヘルニア	103

感覚器・咀嚼器系の疾患

| 老人性難聴 | 104 |

白内障	105
緑内障	106
加齢黄斑変性症	107
流行性角結膜炎	108
メニエール病	109
う歯	110
歯周病	111

循環器系の疾患

高血圧	112
低血圧	114
狭心症	115
心筋梗塞	116
不整脈	117
閉塞性動脈硬化症（ASO）	118
心不全	120
大動脈瘤	122
静脈血栓塞栓症	124

呼吸器系の疾患

肺炎	126
インフルエンザ	128
慢性閉塞性肺疾患（COPD）	130
肺結核	132
気管支炎	133

消化器系の疾患

胃炎	134
胃・十二指腸潰瘍	136
逆流性食道炎	138
腸閉塞	139
大腸炎	140
胆石	142
肝炎	144
肝硬変	146
膵炎	147
便秘	148
痔	149

内分泌・代謝の疾患

糖尿病	150

高尿酸血症（痛風）	**154**
甲状腺機能低下症	**156**
甲状腺機能亢進症	**157**
脂質異常症	**158**
全身性エリテマトーデス	**159**

腎・泌尿器系の疾患

腎不全	**160**
腎炎	**162**
尿失禁	**163**
尿閉	**164**
頻尿	**165**
神経因性膀胱	**166**
前立腺肥大	**168**
尿路感染症	**170**
萎縮性膣炎	**172**
尿路結石症	**173**

がん（悪性腫瘍）

肺がん	**174**
大腸がん	**175**
乳がん	**176**
胃がん	**178**
その他のがん	**179**

精神の疾患

うつ病	**186**
統合失調症	**188**
せん妄	**190**
睡眠障害	**191**
アルコール依存症	**192**
神経症性障害	**193**

皮膚の疾患

褥瘡	**194**
皮膚掻痒症	**196**
疥癬	**197**
皮膚真菌症	**198**
湿疹	**200**
薬疹	**202**
帯状疱疹	**203**

蜂窩織炎 ……………………………………… 204

感染症

ノロウイルス感染症 ………………………… 206
その他の食中毒 ……………………………… 208
日和見感染症 ………………………………… 210
MRSA感染症 ………………………………… 212
緑膿菌感染症 ………………………………… 214

その他の疾患

神経痛 ………………………………………… 216
麻痺 …………………………………………… 218
脱水 …………………………………………… 220
腹膜炎 ………………………………………… 222
浮腫 …………………………………………… 224
鉄欠乏性貧血 ………………………………… 226
起立性低血圧 ………………………………… 228
熱中症 ………………………………………… 230
低体温症 ……………………………………… 232

第4章 バイタルサインと医療的ケア

基礎知識

介護士ができる処置とは ……………………… 234

バイタルサイン

体温 …………………………………………… 236
血圧 …………………………………………… 238
呼吸 …………………………………………… 240
脈拍 …………………………………………… 242
意識レベル …………………………………… 244

医療外行為

服薬の基礎知識 ……………………………… 246
一包化された内服薬の服薬介助 …………… 250
軟膏剤・貼付剤の介助 ……………………… 252
点眼剤・点鼻剤の介助 ……………………… 254
坐剤の介助 …………………………………… 256
切り傷・擦り傷・やけどの処置 …………… 258
爪切り、爪やすりでのやすりがけ ………… 260

パルスオキシメーターの装着 262
口腔内の刷掃・清拭 264
耳垢の除去 267
ストーマパウチの排泄物除去と交換 268
自己導尿の補助 270
市販の浣腸器による浣腸 272
AEDの操作 274

条件付きで行える医療行為
喀痰吸引と経管栄養 276

介護職が行えない医療行為
気管切開 280
心臓ペースメーカー 282
膀胱留置カテーテル 284
中心静脈栄養法（在宅） 286
酸素療法 288
血液透析・腹膜透析 290
摘便 292
褥瘡処置 294
インスリン注射 296
血糖自己測定 298

第5章 検査方法と検査値

臨床検査 300
血液検査 302
尿・便検査 306
画像検査 310
心電図検査 312
その他の検査 314

第6章 人体の構造と加齢変化

神経系
脳 316
神経網 317

筋・骨格系
- からだ ……… 318
- 筋肉図 ……… 319
- 骨格図 ……… 320

感覚器・咀嚼系
- 鼻・喉 ……… 321
- 目 ……… 322
- 耳 ……… 323
- 口腔 ……… 324

呼吸器系
- 呼吸器系 ……… 325

循環器系
- 心臓 ……… 326
- 血管 ……… 327

消化器系
- 消化器系 ……… 328
- 肝臓・胆嚢・膵臓 ……… 329

内分泌系
- 内分泌系 ……… 330

腎・泌尿器系
- 腎・泌尿器系 ……… 331

生殖器
- 男性の生殖器 ……… 332
- 女性の生殖器 ……… 333

皮膚
- 皮膚 ……… 334

付録　巻末用語集 ……… 335

索引 ……… 343

第1章 基礎知識

本章では、介護をするに当たって医学知識がなぜ必要となるか、疾病と介護の関係を解説します。あわせて介護に当たっての確認事項を把握することで、医学知識の理解も深まります。

1. 介護職が医学知識を学ぶ意味 ── 14
2. 老化と疾病 ── 16
3. 介護時の確認事項と注意点 ── 18

基礎知識

介護職が医学知識を学ぶ意味

介護職が、要介護者の異常の早期発見や健康管理を行うには医学知識が欠かせません。緊急時などは医療者と速やかな連携と適切な対応をしやすくなります。

介護を取り巻く状況

●介護の原因となる疾患
厚労省発表の情報によると、介護が必要になる主な原因は、認知症、脳血管疾患（脳卒中）、高齢による衰弱、骨折・転倒、関節疾患などである。高齢者に多くみられる疾患が、要支援や要介護の直接的な原因となっている様子がうかがえる。

●地域包括ケアシステム
要介護となってもQOL（生活の質）の高い生活を維持するには、介護職と医療関係者との連携が不可欠である。介護職と医療関係者は、要介護者一人ひとりのニーズを踏まえることは当然であるが、介護や医療の進め方や目標なども共有し、一体的に必要なケアを行うことが重要と考えられる。そのため厚労省は、地域が住まい・医療・介護・生活支援・介護予防を一体的に提供する**地域包括ケアシステム**の構築を推進している。重度の要介護状態となってもできる限り住み慣れた地域で、自分らしい暮らしを人生の最期まで続けることができることを目的としている。

医学知識を学ぶ意味

このような介護を取り巻く状況の中、疾患の知識や処置の知識などの医学知識を学ぶことは3つの重要な役割を果たす。

適切なケアを提供できる
・要介護者は多くの場合、複数の疾患を発症しており、医療と介護の両方を必要としている。

- 健康管理をサポートし、生活の介助を行う介護職は、小さな変化にも気づきやすく、異変を察知しやすい立場にある。
- 要介護者が抱えている疾患による問題を理解することで、安全で行き届いたケアを提供することができる。

医療関係者との連携がスムーズになる

- 体調の変化などによりいつもとは違う状態だと思われる場合は、医療関係者と連携を取り、適切な対応が求められる。
- 特に脳血管疾患(脳卒中)や心疾患などは、対応が遅れると後遺障害や死亡の恐れもあるため、要介護者の容体を見極める力も欠かせない。
- 医療関係者に、現在の様子を的確に伝達することで迅速な治療へとつながる。

介護事故を防止できる

- 介護職は、条件付きで一部の医療行為が認められるようになり、介護職に対し医学知識が求められる場面がますます増えている。
- 介護の必要な高齢者は、複数の疾患を持ち、呼吸器系や運動器系のリスクが高い。そのリスクを把握し、対応や予防をマネジメントすることが重要。事故防止につながる。

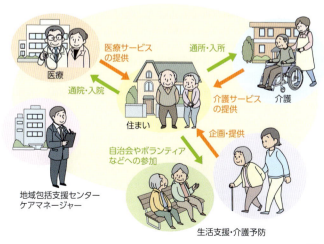

基礎知識

老化と疾病

高齢者の介護は、高齢者の心身の特性を理解することが重要です。特に老化と疾病の特徴や変化の違いについて認識を深め、適切なケアにつなげましょう。

老化とは

老化と加齢の違い
- 加齢とは生まれてからの時間の経過で暦年齢を示し、誰もが同じスピードで変化する。しかし、老化とは時間の経過とともに身体または精神に起こる機能変化のことを指し、老化のスピードには個人差がある。

加齢に伴う身体の変化の特徴
- 健康をおびかそうとするものを追い払おうとする防衛力の低下。
- おびやかすものに残された力で身体を適応しようとする予備力の低下。
- 熱が出た時に体温を下げようとする適応力の低下。
- 体をもとに戻そうとする回復力の低下。

老年症候群
- 加齢による身体、精神の変化をきっかけに疾病や症状が発生することを総称して老年症候群という。転倒、嚥下・尿障害などが主に挙げられるが、これらは疾患ではなくあくまで症状であるため、起因となる疾患の治療とともに対処する必要がある。
- 高齢者の場合、老年症候群がみられることも少なくない。そのため医療者と十分連携を取り、症状や状態などの原因、治療による症状改善の可能性の有無や程度の理解が必要となる。

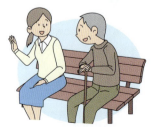
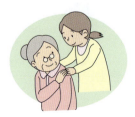

特定疾病とは

- 厚労省は特定疾病とは、「加齢に伴って生ずる心身の変化に起因し、要介護状態の原因である心身の障害を生じさせると認められる疾病である」としている。
- 介護保険法では下記の16疾患を特定疾病と定義している。40～64歳の第2号被保険者も、特定疾病が原因で要介護認定を受けた場合、介護サービス・介護予防サービスを利用することができる。

> - 筋萎縮性側索硬化症
> - 後縦靱帯骨化症
> - 骨折を伴う骨粗鬆症
> - 多系統萎縮症
> - 初老期における認知症
>   （アルツハイマー病・脳血管性認知症など）
> - 脊髄小脳変性症
> - 脊柱管狭窄症
> - 早老症
>   （ウェルナー症候群）
> - 糖尿病性神経障害、糖尿病性腎症および糖尿病性網膜症
> - 脳血管疾患
>   （脳梗塞・脳出血など）
> - パーキンソン病関連疾患
>   （進行性核上性麻痺などを含む）
> - 閉塞性動脈硬化症
> - 関節リウマチ
> - 慢性閉塞性肺疾患
>   （肺気腫・慢性気管支炎など）
> - 両側の膝関節または股関節に著しい変形を伴う変形性関節症
> - がん末期

高齢者の疾病の特徴

高齢者の疾病は、老化に加え環境要因やライフスタイル、遺伝要因などの影響で進行すると考えられており、以下のような特徴がみられる。

- 風邪などの一般的には軽微とされる病気であっても、肺炎などの合併症を起こして重症化する場合もある。
- 生活習慣病など慢性疾患を含め、複数の病気にかかっていることが多い。
- 非定型的症状（一般的に見られない症状）を示すことがある。
- 身体機能の低下、免疫力や体力の低下などにより回復に時間がかかり、重症化することも少なくない。
- 原疾患と因果関係がみられない合併症を起こすことがある。

基礎知識

介護時の確認事項と注意点

介護に当たる前に、要介護者の状態などを確認することが大切です。交代制の場合は、申し送りの際、口頭で伝えるだけでなく、情報を正確に記録しましょう。

確認事項

- 介護を始める前に、必ず申し送り（記録誌）を確認し、身体状況、生活状況、訪問者などをチェックする。
- 要介護者に対し、見守りや声がけが必要な場合や普段とは違う対応や配慮が必要な場合、その内容や理由を確認する。
- 傷や痛み、症状などがある場合、経緯や処置内容などを確認し、必要に応じて医療機関に連絡する。

注意点

- 介護者は清潔感のある服装を心がける。
- 要介護者のプライバシーに十分配慮し、知られたくないと思っていることを執拗に聞きださない。
- 症状などがある場合は、いつから症状があるか本人に確認する。同居家族がいる場合、家族にも聞き取りを行う。
- 要介護者が自分で説明ができない場合は、体温、脈拍、血圧、呼吸の状態などを確認する。
- 薬の飲み忘れ、誤嚥・誤薬などをした場合は、医療者に連絡する。
- 緊急時や状態が急変したときは、医療機関に連絡をし、必要に応じて救急車を呼ぶ。
- 吐物や下痢等、感染症の疑いがある場合、介護者は十分手洗いをし、マスクや使い捨て手袋を着用する。
- 要介護者がケガや出血をしている場合、マスクや使い捨て手袋を着用し、血液や傷に直接触れない。
- 申し送りのときは、伝達ミスを防ぐため、記録誌を渡すだけでなく口頭による伝達も行う。

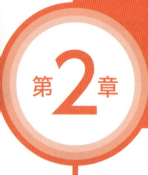

第2章 症状から疑われる疾患

本章では症状から疑われる疾患を確認することができます。疑われる疾患に付随して、救急度や診療科も一目で確認できます。

| 1 | 全身の症状 | 20 |
| 2 | 各部の症状 | 40 |

※症状から疑われる疾患はあくまでひとつの例です。医師の診断を必ず受けてください。
※最も救急度が高いものが★★★となります。疾患の救急度はあくまで目安となります。

全身の症状

発熱
はつねつ

発熱は、一般的に体温が37℃を超えた状態で、38℃未満で微熱、以上で高熱と呼ばれます。体温は個人差があるため、普段から平熱を把握することが大切です。

		その他の症状	疑われる疾患	受診科/救急度
高熱	悪寒、関節痛	咳、喉の痛み	インフルエンザ ➡P128	内科、呼吸器科 ★★
	黄疸（おうだん）	倦怠感（けんたいかん）、食欲不振、吐き気	肝炎 ➡P144	内科、消化器科 ★★
	咳	胸痛	肺炎（はいえん） ➡P126	内科、呼吸器科 ★★★
		痰（たん）	気管支炎 ➡P133	内科、呼吸器科 ★★
	腰・背部の鈍痛	血尿	腎炎 ➡P162	内科、泌尿器科、腎臓内科 ★★
	頭痛	嘔吐	髄膜炎 ➡P93	内科、神経内科 ★★★
	腹痛	腹部膨満感（ふくぶぼうまんかん）	腹膜炎 ➡P222	内科、消化器科 ★★★
		下痢、嘔吐	ノロウイルス感染症、その他の食中毒 ➡P206	内科、消化器科 ★★

	その他の症状		疑われる疾患	受診科/救急度
高熱	腹痛	差し込むような痛み（疝痛）	胆のう炎 ➡P142	内科、消化器科 ★★★
		嘔吐	膵炎（すいえん） ➡P147	内科、消化器科 ★★★
微熱	体重減少	全身の衰弱	各部がん ➡P174	内科 ★★
	渇いた咳	倦怠感（けんたいかん）	肺結核 ➡P132	内科、呼吸器科 ★★
	関節痛	顔に蝶形紅斑（ちょうけいこうはん）	全身性エリテマトーデス ➡P159	内科 ★
		朝の手足のこわばり	関節リウマチ ➡P98	内科 ★
	甲状腺の腫れ	眼球突出	甲状腺機能亢進症（こうじょうせん・こうしん） ➡P157	内科 ★

発熱の際に気を付けるポイント

- 発熱の際は1日に何回か検温し、1日の体温の変化（日内変動）を確かめ、記録しておく。
- 急な発熱なのか、徐々に熱が高くなったのかなどを含め、発熱に伴う症状をよく観察して、水分と栄養の補給を十分にする。

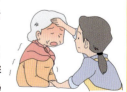

全身の症状

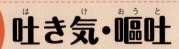
吐き気・嘔吐

嘔吐は胃、食道、お腹の筋肉が、胃の中のものを吐き出すために行う運動です。吐き気は嘔吐に先行して起こり、今にも吐きそうになる状態を指します。

		その他の症状	疑われる疾患	受診科/救急度
胸痛		呼吸困難	顔面蒼白	心筋梗塞 ➡P116	内科、循環器科、心臓血管外科 ★★★
頭痛	めまい	意識障害	くも膜下出血 ➡P64	内科、脳神経外科、神経内科 ★★★
		意識障害	脳出血 ➡P62	脳神経外科、神経内科 ★★★
		耳鳴り	メニエール病 ➡P109	耳鼻咽喉科 ★
	眼痛	視野狭窄	緑内障 ➡P106	眼科 ★★
	発熱	悪寒、関節痛	インフルエンザ ➡P128	内科、呼吸器科 ★★
		意識障害	髄膜炎 ➡P93	内科、神経内科 ★★★

第2章 全身の症状 — 吐き気・嘔吐

	その他の症状		疑われる疾患	受診科/救急度
腹痛	口の渇き	多飲、多尿	糖尿病 ➡P150	内科 ★
	下痢	発熱	ノロウイルス感染症 ➡P206	内科、消化器科 ★★
		発熱	食中毒 ➡P208	内科、消化器科 ★★
	胸やけ	嚥下障害	逆流性食道炎 ➡P138	内科、消化器科 ★★
		空腹時・夜間の腹痛	胃・十二指腸潰瘍 ➡P136	内科、消化器科 ★★
		腹部膨満感、食欲不振	胃がん ➡P178	内科、消化器科 ★★
		胃もたれ、食欲不振	胃炎 ➡P134	内科、消化器科 ★
	脱力感、かゆみ	腹部膨満感、むくみ	腎不全 ➡P160	内科、泌尿器科 ★★
	倦怠感	食欲不振	肝硬変 ➡P146	内科、消化器科 ★★
	発熱	悪寒	胆石 ➡P142	内科、消化器科 ★★

	その他の症状		疑われる疾患	受診科 / 救急度
腹痛	発熱	食欲不振	肝炎 ➡P144	内科、消化器科 ★★
		食欲不振、背部の痛み	膵炎 ➡P147	内科、消化器科 ★★★
	便秘	腹部膨満感	腸閉塞 ➡P139	内科、消化器科 ★★

吐き気・嘔吐の際に気を付けるポイント

- 嘔吐した場合、空腹時なのか、食事の直後または何時間経っているかなど食事との関係を考える。
- 嘔吐物で食事の消化状況や血が混じっていないかなどを確認する。
- 嘔吐物を処理する際は、感染予防のため使い捨ての手袋やビニール袋を用意して処理する。嘔吐物は外側から内側に向けて集めることで広がるのを防ぐことができる。床などは入念に消毒を施し、換気を行う。
- 吐物で鼻腔や気道が詰まらないように体を起こして胃のあたりを曲げるか、横向きになって膝を深く曲げた状態で寝かせる。

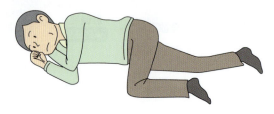

顎を前に出し、上側の足を90度に曲げる

全身の症状

喀血・吐血
かっけつ・とけつ

喀血は呼吸器官（肺、気管支など）からの出血のことで、吐血は口腔内、咽頭、消化器官（食道、胃、十二指腸など）からの出血を指します。

		その他の症状	疑われる疾患	受診科/救急度
吐血	嚥下障害	嘔吐、体重減少	食道がん ➡P180	内科、消化器科、外科 ★★
吐血	腹痛	吐き気、食欲不振	胃がん ➡P178	内科、消化器科 ★★★
吐血	腹痛	胸やけ、嘔吐	胃・十二指腸潰瘍 ➡P136	内科、消化器科 ★★
吐血	腹痛	胸やけ、嘔吐	胃炎 ➡P134	内科、消化器科 ★★
喀血	咳、血痰	胸痛	肺がん ➡P174	内科、呼吸器科 ★★
喀血	咳、血痰	微熱	肺結核 ➡P132	内科、呼吸器科 ★★

喀血・吐血の際に気を付けるポイント

- 喀血の場合は血が鮮やかな色で、泡が混じる。
- 吐血の場合は黒ずんでおり、多くは下血を伴う。

全身の症状

咳・痰(せき・たん)

咳は気道に刺激物が入ったときに取り除くための防御反応です。痰は気道から排出されるもので、生理的な分泌物、病的成分、外界からの異物を含んでいます。

		その他の症状		疑われる疾患	受診科／救急度
血痰		胸痛	息切れ	肺がん ➡P174	内科、呼吸器科 ★★
発熱		喉の痛み	急な高熱	インフルエンザ ➡P128	内科、呼吸器科 ★★
			鼻水	風邪	内科、耳鼻咽喉科 ★
		黄色い痰(たん)	息切れ、呼吸困難	気管支炎 ➡P133	内科、呼吸器科 ★★
		渇いた咳	倦怠感(けんたいかん)	肺結核 ➡P132	内科、呼吸器科 ★★
		倦怠感(けんたいかん)	呼吸困難	肺炎 ➡P126	内科、呼吸器科 ★★
発熱なし		呼吸困難	運動時に息切れ	慢性閉塞性肺疾患 ➡P130	内科、呼吸器科 ★
		喘鳴(ぜんめい)	早朝・夜間の咳	気管支喘息(ぜんそく)	内科、呼吸器科 ★★
		泡状の痰(たん)	安静時も呼吸困難	肺水腫(はいすいしゅ)	内科、呼吸器科、循環器科 ★★★

全身の症状

動悸（どうき）

運動をしたときなどに胸で感じる心臓の鼓動を動悸といいます。動悸には生理的な場合と病的な場合がありますが、息切れなどほかの症状を伴う場合は注意が必要です。

	その他の症状		疑われる疾患	受診科/救急度
頻脈	胸痛	胸の圧迫感	狭心症 ➡P115	内科、循環器科 ★★
		呼吸困難	心筋梗塞 ➡P116	内科、循環器科、心臓血管外科 ★★★
	息切れ	倦怠感、寒気	鉄欠乏性貧血 ➡P226	内科、循環器科 ★
		首の腫れ、喉の渇き	甲状腺機能亢進症 ➡P157	内科 ★
		むくみ	心不全 ➡P120	内科、循環器科、心臓血管外科 ★
脈の乱れ	息切れ	めまい	不整脈 ➡P117	内科、循環器科 ★

動悸の際に気を付けるポイント

● 脈拍をとり、脈が速い場合や不規則な場合は診療機関で調べてもらう。

全身の症状

呼吸困難(こきゅうこんなん)

呼吸困難とは、息切れや息が苦しくなる状態のことをいいます。主に肺や気管支などの呼吸器官の異常、または心臓疾患、貧血などでみられます。

	その他の症状		疑われる疾患	受診科/救急度
咳	胸痛	頻脈	自然気胸	内科、呼吸器科、呼吸器外科 ★★★
	ピンク色の痰(たん)	安静時も呼吸困難	肺水腫(はいすいしゅ)	内科、呼吸器科、循環器科 ★★★
	喘鳴(ぜんめい)	早朝・夜間の咳	気管支喘息(ぜんそく)	内科、呼吸器科 ★★
	発熱	倦怠感(けんたいかん)	肺炎 ➡P126	内科、呼吸器科 ★★
咳、痰	微熱	倦怠感(けんたいかん)	肺結核 ➡P132	内科、呼吸器科 ★★
	胸痛	喘鳴(ぜんめい)	慢性閉塞性肺疾患 ➡P130	内科、呼吸器科 ★
	発熱	倦怠感(けんたいかん)	気管支炎 ➡P133	内科、呼吸器科 ★★
	微熱	体重減少	肺がん ➡P174	内科、呼吸器科 ★★

	その他の症状		疑われる疾患	受診科／救急度
胸痛	喘鳴	息切れ	心筋梗塞 ➡P116	内科、循環器科、心臓血管外科 ★★★
		頻脈	心不全 ➡P120	内科、循環器科、心臓血管外科 ★★★
	めまい	手足のしびれ	過換気症候群	神経内科、呼吸器科 ★
倦怠感	動悸	めまい	鉄欠乏性貧血 ➡P226	内科、循環器科 ★
	頭痛	吐き気、嘔吐	腎不全 ➡P160	内科、泌尿器科 ★★

呼吸困難の際に気を付けるポイント

- ベルトやネクタイなどの衣服を緩める。また、新鮮な空気を吸えるように、窓を開けたり空気のよいところへ移動したりするように心がける。
- 楽な姿勢をとるように配慮する。一般的に座った状態で、体の前に机などを置き上半身をのせるようにすると呼吸が楽になる。

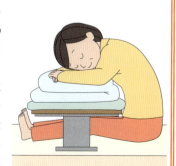

机にクッションや枕をのせる

全身の症状

けいれん・ふるえ

けいれんとは自分の意志とは関係なく、筋肉が収縮を起こしている状態をいいます。ふるえ（振戦）は、筋肉が収縮と弛緩を繰り返す状態を指します。

		その他の症状	疑われる疾患	受診科/救急度
けいれん	意識障害	全身のけいれん	てんかん ➡P74	神経内科、脳神経外科、精神科 ★
		頭痛	くも膜下出血 ➡64	内科、脳神経外科、神経内科 ★★★
		頭痛	脳腫瘍	内科、脳神経外科 ★★★
		頭痛	脳出血 ➡P62	内科、脳神経外科 ★★★
	発熱	頭痛、嘔吐、めまい	熱中症 ➡P230	内科 ★★★
		嘔吐、首の後ろの硬直	髄膜炎 ➡P93	内科、神経内科 ★★★
ふるえ	手のふるえ	眼振	脊髄小脳変性症 ➡P79	神経内科 ★

	その他の症状		疑われる疾患	受診科/救急度
ふるえ	手指のふるえ	筋肉のこわばり	パーキンソン病 ➡P72	神経内科 ★★
		不眠、幻覚	アルコール依存症 ➡P192	内科、精神科 ★★
	手足のふるえ	動悸、多汗	甲状腺機能亢進症 ➡P157	内科 ★

けいれん・ふるえの際に気を付けるポイント

- けいれんには大きく分けて二つの種類がある。持続的に手足が硬直する強直性痙攣、そして手足の屈伸が繰り返される間代性痙攣。また、強直性から間代性に変化する痙攣を強直間代性痙攣という。
- ふるえは振戦とも呼ばれる。ふるえにもいくつか種類があり、小刻みに震える本能性振戦、ゆっくりと震える安静時振戦、意図した動作の終わりにゆっくり大きく震える企図振戦、腕を伸ばしたり手を広げたりするときに、ゆっくりと震える羽ばたき振戦などが挙げられる。

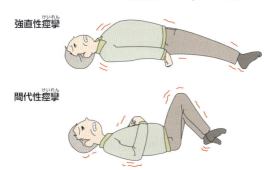

強直性痙攣

間代性痙攣

全身の症状

しびれ・麻痺

しびれは知覚神経に異常が起こっている状態です。ビリビリやピリピリするような感覚があります。麻痺は神経の損傷で感覚がなくなるため、痛みも感じません。

		その他の症状	疑われる疾患	受診科/救急度
しびれ	下肢のしびれと痛み	歩行時のしびれ	脊柱管狭窄症 ➡P102	整形外科 ★
		排便、排尿障害	腰椎椎間板ヘルニア ➡P103	整形外科 ★
	四肢のしびれ	首の痛み	頸椎椎間板ヘルニア ➡P103	整形外科 ★
	上肢のしびれ	首の凝り・痛み	後縦靭帯骨化症 ➡P95	整形外科 ★
麻痺	けいれん、意識障害	頭痛、嘔吐	くも膜下出血 ➡P64	内科、脳神経外科 ★★★
	片麻痺	言語障害	脳梗塞 ➡P66	脳神経外科、神経内科 ★★
		吐き気、嘔吐、意識障害	脳出血 ➡P62	内科、脳神経外科 ★★★
		頭痛、意識障害	硬膜下血腫 ➡P68	内科、脳神経外科 ★★

しびれ・麻痺の際に気を付けるポイント

- しびれがみられる場合は骨の変形が原因となっている場合もあるため、症状がしばらく続く場合は専門医の診察を受ける。
- 麻痺がある部分は感覚がないため、痛みや圧迫の自覚症状がない。本人は麻痺部分の異変に気づきにくいため、介護をする際は麻痺側を注意して観察する。

麻痺の部位別名称

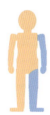

片麻痺（へんまひ）
右半身、または左半身が麻痺している状態。脳出血、脳梗塞などの脳卒中によくみられる。

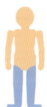

対麻痺（ついまひ）
両足、または下半身が麻痺している状態。下半身麻痺ともいう。脊髄の損傷で起こることが多い。

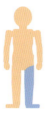

単麻痺（たんまひ）
四肢のうち、一肢が麻痺している状態。末梢神経、大脳皮質に異常が起こったときにみられる。

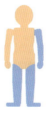

三肢麻痺（さんしまひ）
四肢のうち三肢が麻痺している状態。多くは両下肢と片側上肢の麻痺がみられる。

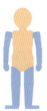

四肢麻痺（ししまひ）
両側の上・下肢（四肢）が麻痺している状態。脳幹、脊髄、末梢神経に障害がみられる場合に起こる。

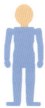

全身麻痺（ぜんしんまひ）
全身が麻痺している状態。脊髄の損傷などで起こる。話すことや自発呼吸ができない場合もある。

全身の症状

だるい

体全体がだるく感じることを倦怠感といいます。ストレスや疲れなどでも感じることはありますが、十分な睡眠や休息をとっても感じる場合は注意が必要です。

		その他の症状	疑われる疾患	受診科/救急度
食欲不振	発生部位により異なる		各部がん ➡P174	内科、(部位によって異なる) ★
	食欲不振	動悸、息切れ	甲状腺機能亢進症 ➡P157	内科 ★
	咳、痰	呼吸困難	肺炎 ➡P126	内科、呼吸器科 ★★
発熱	関節痛	顔に蝶形紅斑	全身性エリテマトーデス ➡P159	内科 ★
		朝方の手指のこわばり	関節リウマチ ➡P98	内科 ★
	高熱	悪寒、関節痛	インフルエンザ ➡P128	内科、呼吸器科 ★★
	動悸、息切れ	咳、痰	肺結核 ➡P132	内科、呼吸器科 ★★
	発赤	頭痛、関節痛	蜂窩織炎 ➡P204	内科、外科 ★

	その他の症状		疑われる疾患	受診科/救急度
発熱	食欲不振	黄疸	肝炎 ➡P144	内科、消化器科 ★★
発熱なし	口の渇き	多飲、多尿	糖尿病 ➡P150	内科 ★
	悪寒、食欲不振	むくみ、低体温	甲状腺機能低下症 ➡P156	内科 ★
	手足のむくみ	動悸、息切れ	心不全 ➡P120	内科、循環器科 ★★
	食欲不振	不眠	うつ病 ➡P186	精神科、心療内科 ★
	息切れ	倦怠感	鉄欠乏性貧血 ➡P226	内科、循環器科 ★
	頭痛	吐き気、嘔吐	腎不全 ➡P160	内科、泌尿器科 ★★
	立ちくらみ	めまい	低血圧 ➡P114	内科、循環器科 ★

だるいと感じる際に気を付けるポイント

● バランスのとれた食事、生活リズムを整えるなど、生活習慣を改善することが大切となる。

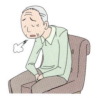

全身の症状

めまい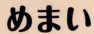

めまいにはぐるぐると体の周囲が回るように感じる回転性のめまいと体がふわふわと浮くような浮動性のめまいがあります。

		その他の症状	疑われる疾患	受診科/救急度
回転性と浮動性のめまい	頭痛	肩こり	高血圧 ➡P112	内科、循環器科 ★
		言語障害	脳出血 ➡P62	脳神経外科、神経内科 ★★
		嘔吐	脳腫瘍	内科、脳神経外科 ★★★
	立ちくらみ	吐き気	熱中症 ➡P230	内科 ★★
回転性のめまい	耳鳴り	吐き気、嘔吐	メニエール病 ➡P109	耳鼻咽喉科 ★★
		片耳の難聴	突発性難聴	耳鼻咽喉科 ★★
	頭痛	言語障害	脳梗塞 ➡P66	脳神経外科、神経内科 ★★
浮動性のめまい	立ちくらみ	倦怠感	起立性低血圧 ➡P228	内科、循環器科 ★
		倦怠感	貧血 ➡P226	内科 ★★

全身の症状

むくみ

体の中に含まれている体液が皮膚の下に溜まっている状態を指します。全身、または顔や手足などの一部に現れる場合があります。浮腫(ふしゅ)ともいわれます。

		その他の症状		疑われる疾患	受診科/救急度
全身のむくみ		たんぱく尿	尿量減少	ネフローゼ症候群	内科、泌尿器科 ★★
		呼吸困難	尿量減少	腎不全 ➡P160	内科、泌尿器科 ★★
		尿量減少	血尿	腎炎 ➡P162	内科、泌尿器科 ★★
		疲労感	無気力、低体温	甲状腺(こうじょうせん)機能低下症 ➡P156	内科 ★
		腹水	倦怠感(けんたいかん)	肝硬変(かんこうへん) ➡P146	内科、消化器科 ★
足のむくみ		呼吸困難	全身のむくみ	心不全 ➡P120	内科、循環器科 ★★★
		皮膚の変色	しびれ	静脈血栓塞栓症 ➡P124	内科、循環器科 ★★

全身の症状

こころの症状

精神的な症状はさまざまな要因の影響が考えられます。幻覚や妄想、または不眠などがみられる場合は専門医に診断をしてもらうようにしましょう。

	その他の症状		疑われる疾患	受診科/救急度
倦怠感	体重減少	睡眠障害	うつ病 ➡P186	精神科、心療内科 ★
倦怠感	妄想、幻覚	引きこもりがち	統合失調症 ➡P188	精神科 ★
幻覚	興奮状態	睡眠障害	せん妄 ➡P190	精神科、心療内科 ★
幻覚	妄想	記憶障害	認知症 ➡P80	精神科、心療内科 ★
不安感	入眠障害	中途覚醒	睡眠障害 ➡P191	精神科、心療内科 ★

こころの症状がある際に気を付けるポイント

- 幻覚などを見ている場合は否定せず話を合わせ、安心させることが大切。
- こころの症状は原因を特定するのが困難なため、自己判断で対応せず、すぐに専門医に相談する。

全身の症状

食欲がない

食欲がないとは、食べ物を体が受け付けない状態、食べ物を見ただけで気分が悪くなってしまう状態です。栄養失調を招く可能性もあります。

		その他の症状	疑われる疾患	受診科／救急度
倦怠感	むくみ	低体温、めまい	甲状腺機能低下症 ➡P156	内科 ★
	咳	微熱	肺結核 ➡P132	内科、呼吸器科 ★★
	不眠	無気力	うつ病 ➡P186	精神科、心療内科 ★
腹痛	血便	便秘と下痢の繰り返し	大腸がん ➡P175	内科、消化器科 ★★
	吐き気	下血	胃がん ➡P178	内科、消化器科 ★★
	吐き気、嘔吐	胃もたれ、胸やけ	胃・十二指腸潰瘍 ➡P136	内科、消化器科 ★★
		胸やけ、腹部膨満感	胃炎 ➡P134	内科、消化器科 ★★
	発熱	黄疸	肝炎 ➡P144	内科、消化器科 ★★

第2章 全身の症状　こころの症状　食欲がない

各部の症状

頭痛
ずつう

頭痛にも痛み方や痛む部位により疑われる疾患は違います。頭痛を引き起こす原因は、救急治療が必要な疾患もあるため、医師の判断を仰ぎましょう。

	その他の症状		疑われる疾患	受診科/救急度
めまい	動悸、息切れ	倦怠感	貧血 ➡P226	内科、血液内科 ★★
	肩こり	耳鳴り	高血圧 ➡P112	内科、循環器科 ★★
	立ちくらみ	喉の渇き、下痢	脱水 ➡P220	内科 ★★
		吐き気、嘔吐	熱中症 ➡P230	内科 ★★★
急な高熱	咳	喉の痛み、関節痛	インフルエンザ ➡P128	内科、呼吸器科 ★★
	嘔吐	けいれん	髄膜炎 ➡P93	内科、神経内科 ★★★
		片麻痺	脳腫瘍	内科、脳神経外科 ★★

	その他の症状		疑われる疾患	受診科/救急度
急激で強い痛み	嘔吐	意識障害	くも膜下出血 ➡P64	内科、脳神経外科、神経内科 ★★★
		片麻痺、めまい	脳出血 ➡P62	内科、脳神経外科 ★★★
慢性的な痛み	眼痛	視野狭窄	緑内障 ➡P106	眼科 ★★
	日増しに強くなる頭痛	手足の麻痺	硬膜下血腫 ➡P68	内科、神経内科、脳神経外科 ★★
	ホットフラッシュ（ほてり）	イライラ、突然の汗	更年期障害	婦人科 ★
	頭の片側の痛み	吐き気、嘔吐	偏頭痛	内科、神経内科 ★

頭痛の際に気を付けるポイント

- 高齢者の場合は脳疾患が原因で頭痛が起こることが多いため注意が必要となる。
- いつごろから頭のどの部位に、どのような痛み（ズキズキ、ピリピリ、キリキリなど）が出たかを確認し、記録しておく。
- 頭痛は一般的にもよくみられる症状だが、高齢の方やけいれん・意識障害・高熱などの症状を伴う場合は、すぐに医療機関へ行く。

各部の症状

胸痛
きょうつう

胸部に感じる痛みを総称して胸痛と呼びます。心臓や大動脈、気管・気管支、消化器系、心因性などの疾患によって痛みが生じることがあります。

		その他の症状		疑われる疾患	受診科/救急度
高血圧		発汗	胸・みぞおち・背中・腰へ移動する痛み	解離性大動脈瘤 ➡P122	内科、循環器科 ★★★
チクチクとした痛み		発疹(ほっしん)	帯状の水ぶくれ	帯状疱疹(たいじょうほうしん) ➡P203	皮膚科 ★★
胸骨裏の痛み		胸やけ	嚥下障害(えんげ)	逆流性食道炎 ➡P138	内科、消化器科 ★
胸全体の痛み		20分以上続く痛み	冷や汗、嘔吐	心筋梗塞(しんきんこうそく) ➡P116	内科、循環器科、心臓血管外科 ★★★
		5分以内の痛み	胸の圧迫感	狭心症(きょうしんしょう) ➡P115	内科、循環器科 ★★
呼吸困難		咳	血痰	肺血栓塞栓症(はいけっせんそくせんしょう) ➡P124	内科、呼吸器科、呼吸器外科 ★★★

	その他の症状		疑われる疾患	受診科/救急度
呼吸困難	渇いた咳	頻脈	自然気胸	内科、呼吸器科、呼吸器外科 ★★★
呼吸困難	微熱、咳	食欲不振	肺結核 ➡P132	内科、呼吸器科 ★★
深呼吸や咳による痛み	胸を押したときの痛み	慢性的な痛み	肋骨骨折 ➡P94	外科、整形外科 ★★
深呼吸や咳による痛み	片側の激しい痛み	肋骨に沿った痛み	肋間神経痛 ➡P216	内科、整形外科 ★
発熱	咳	呼吸困難	胸膜炎	内科、呼吸器科 ★★
発熱	咳	頭痛、呼吸困難	肺炎 ➡P126	内科、呼吸器科 ★★
発熱	血痰	背中の痛み	肺がん ➡P174	内科、呼吸器科、呼吸器外科 ★
発熱	腹痛	差し込むような痛み(疝痛)	胆のう炎 ➡P142	内科、消化器科 ★★★

胸痛の際に気を付けるポイント

● 呼吸が楽になる体勢（起座位など）をとり、胸を締めつける衣類をはずし安静にする。

各部の症状

腹痛
（ふくつう）

腹痛は、腹部の痛む部分により疑われる原因が違います。また、時間がたつにつれて痛む箇所が移ることがあるため、継続した観察が必要となります。

		その他の症状	疑われる疾患	受診科/救急度
上腹部	胸やけ	吐き気、嘔吐	逆流性食道炎 ➡P138	内科、消化器科 ★★
	胸痛	呼吸困難	心筋梗塞（しんきんこうそく）➡P116	内科、循環器科、心臓血管外科 ★★★
	激しい痛み	徐々に右下腹部に移動する痛み	虫垂炎	内科、消化器科 ★★
		微熱、嘔吐	膵炎（すいえん）➡P147	内科、消化器科 ★★★
	腹部膨満感（ふくぶぼうまんかん）	吐き気、嘔吐	胃炎 ➡P134	内科、消化器科 ★★
	不快感	胸やけ、食欲不振	胃がん ➡P178	内科、消化器科 ★★
上腹部、右上腹部	食後・空腹時の痛み	吐血、下血	胃・十二指腸潰瘍（かいよう）➡P136	内科、消化器科 ★★

	その他の症状		疑われる疾患	受診科/救急度
右上腹部	下痢	発熱、下血	クローン病	内科、消化器科 ★★
右上腹部	差し込むような痛み（疝痛）	悪寒、ふるえ、発熱	胆石 ➡P142	内科、消化器科 ★★★
右上腹部	差し込むような痛み（疝痛）	嘔吐、食欲不振	胆のう炎 ➡P142	内科、消化器科 ★★
右上腹部	脱力感、かゆみ	腹部膨満感、むくみ	肝硬変 ➡P146	内科、消化器科 ★★
左右上腹部	発熱	頻尿、尿混濁	腎盂腎炎 ➡P170	内科、泌尿器科、腎臓内科 ★★
左右上腹部	差し込むような痛み（疝痛）	背中、脇腹、内股の痛み	尿路結石症 ➡P173	内科、泌尿器科 ★★
下腹部	下腹部の膨満感	頻脈、血圧上昇	尿閉 ➡P164	泌尿器科 ★
左下腹部	下痢	血便	潰瘍性大腸炎 ➡P140	内科、消化器科 ★★
左下腹部	血便	便秘と下痢の繰り返し	大腸がん ➡P175	内科、消化器科 ★★
臍部	血圧低下、ショック状態	腰痛	腹部大動脈瘤 ➡P122	内科、循環器科 ★★★

		その他の症状		疑われる疾患	受診科/救急度
臍部、左下腹部、下腹部		下痢	発熱、嘔吐、血便	大腸炎 ➡P140	内科、消化器科 ★★
臍部、全体		発熱	腹部膨満感、便秘	腹膜炎 ➡P222	内科、消化器科 ★★★
		嘔吐	腹部膨満感	腸閉塞 ➡P139	内科、消化器科 ★★

腹痛の際に気を付けるポイント

- 暴飲暴食など明らかに思い当たる節がある場合以外で、激しい痛みや腹痛に伴う強い症状が出る際は、直ちに病院に行く。
- 激しい痛みや下血、吐血が伴う際はショックを起こす可能性もあるため、安静にして医師の診察を受ける。
- 熱、下痢、嘔吐を伴う場合は入浴を控えるが、便秘からくる腹痛の場合は入浴などで温めた方がよい。

腹部の領域
腹部は主に9つの領域に分けられる

右上腹部 — 上腹部 — 左上腹部
右側腹部 — 臍部(さいぶ) — 左側腹部
右下腹部 — 下腹部 — 左下腹部

各部の症状

首・肩の異常

首や肩が痛む、凝っている原因は特定が難しく、筋肉の疲労やストレスなどが原因の場合が多いですが、治療を必要とする疾患が原因の場合もあり、注意が必要です。

	その他の症状		疑われる疾患	受診科/救急度
肩こり	腹痛	大量の汗、嘔吐	胆石 ➡P142	内科、消化器科 ★★
首の後ろの硬直	激しい頭痛	発熱	髄膜炎 ➡P93	内科、神経内科 ★★★
首の腫れ	動悸、息切れ	倦怠感	甲状腺機能亢進症 ➡P157	内科 ★
首の張り・痛み	しびれ	筋力・知覚の低下	後縦靭帯骨化症 ➡P95	整形外科 ★

首・肩に異常を感じた際に気を付けるポイント

- 痛みを感じる場合は、基本的に痛む箇所を動かさないように過ごす。
- ストレッチなどは四十肩、五十肩の場合などでは有効ですが、逆に症状を悪化させる場合がある。

各部の症状

腰・背中の異常

腰や背中でみられる異常は、主に整形外科領域の痛みや変形などです。ただし、内臓疾患が原因の場合もあるため、まずは医療機関で診てもらいましょう。

	その他の症状		疑われる疾患	受診科/救急度
腰、背中の痛み	脇腹の鋭い痛み	血尿	尿路結石症 ➡P173	内科、泌尿器科 ★★
腰の痛み	間欠性跛行	前傾姿勢	脊柱管狭窄症 ➡P102	整形外科 ★
腰の痛み	前傾姿勢	足のしびれ	椎間板ヘルニア ➡P103	整形外科 ★
腰の痛み	発熱	尿混濁	腎盂腎炎 ➡P170	内科、泌尿器科、腎臓内科 ★★
背中の痛み	背中から腰への痛み	背中の曲がり	骨粗鬆症 ➡P96	整形外科 ★★
背中の痛み	腹痛	吐き気、嘔吐	胆石 ➡P142	内科、消化器科 ★★

腰・背中に異常を感じた際に気を付けるポイント

● 痛みの原因が筋肉の疲労や姿勢から来ていた場合は、マッサージや入浴、湿布、軽い体操などを行う。

各部の症状

手足の異常

手足などの運動器官の痛みは、救急性が高くなく、整形外科で扱われることが主です。ただし、将来の機能に影響するため速やかな受診が必要です。

		その他の症状	疑われる疾患	受診科/救急度
外傷に伴う痛み	外傷部位の腫れ	動いたときの痛み	骨折 ➡P94	整形外科 ★
		内出血	捻挫	整形外科 ★
関節の痛み	鋭い痛み	歩行困難	変形性関節症 ➡P100	整形外科 ★
	朝方の手足のこわばり	関節の変形	関節リウマチ ➡P98	内科 ★
	微熱	顔に蝶形紅斑	全身性エリテマトーデス ➡P159	内科 ★
手足の痛み	腫れ	発熱、寒気、頭痛	蜂窩織炎 ➡P204	内科、外科 ★
	軽度の腫れ	神経痛	腱鞘炎	整形外科 ★
	神経に沿った痛み・しびれ	倦怠感	椎間板ヘルニア ➡P103	整形外科 ★

各部の症状

皮膚の異常

皮膚の異常は外界からの傷、疾患の影響、汗などの生理的な排泄物、心の動きなどさまざまな原因であらわれます。心身の健康状態を把握する助けにもなり得ます。

		その他の症状	疑われる疾患	受診科/救急度
かゆみ	倦怠感	吐き気、嘔吐	腎不全 ➡P160	内科、泌尿器科 ★★
	湿疹なし	かゆみ	皮膚搔痒症 ➡P196	皮膚科 ★
	水ぶくれ、赤いぶつぶつ	夜のかゆみ	疥癬 ➡P197	皮膚科 ★
			皮膚真菌症 ➡P198	皮膚科 ★
	発疹	薬を内服後に発疹	薬疹 ➡P202	皮膚科 ★★
			湿疹 ➡P200	皮膚科 ★
	発疹なし	陰部のかゆみ	萎縮性膣炎 ➡P172	婦人科 ★★
発疹	水ぶくれが帯状	痛みの後の発疹	帯状疱疹 ➡P203	皮膚科 ★★
	赤いぶつぶつ	強いかゆみ	じんましん	皮膚科 ★
発赤	水ぶくれ	潰瘍	褥瘡 ➡P194	皮膚科 ★★

皮膚に異常を感じた際に気を付けるポイント

- かゆみを感じる場合でもかかないようにする。医師からかゆみ止めをもらう。かゆみ止めがなければ、冷やして皮膚の温度を下げることでかゆみが抑えられることがある。
- 水ぶくれが破れた場合はコットンなどで吸い取り、ほかの健康な皮膚につかないようにする。

湿疹の経過を表す
湿疹三角形

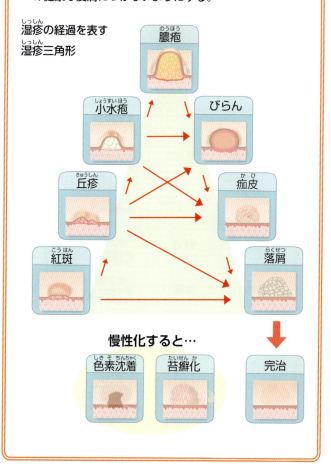

各部の症状

排便の異常
はいべん　いじょう

排便は胃腸で吸収されなかった食べ物や老廃物が体の外へ排出されることです。便の回数や量、色、性状などは健康状態を把握する大切な情報となります。

		その他の症状	疑われる疾患	受診科/救急度
下血、血便	排便痛	便秘	痔 ➡P149	外科、消化器科 ★
	腹痛	嘔吐、吐き気	胃炎 ➡P134	内科、消化器科 ★★
下痢	下血、血便	便通異常	大腸がん ➡P175	内科、消化器科 ★★
	血便	発熱、腹痛	大腸炎 ➡P140	内科、消化器科 ★★
	発熱	腹痛	ノロウイルス感染症 ➡P206	内科、消化器科 ★★
	発熱	腹痛	食中毒 ➡P208	内科、消化器科 ★★
	微熱	甲状腺腫大	甲状腺機能亢進症 ➡P157	内科 ★
便秘	喉の渇き	倦怠感	脱水 ➡P220	内科 ★★
	振戦、固縮	睡眠障害	パーキンソン病 ➡P72	神経内科 ★★

	その他の症状		疑われる疾患	受診科/救急度
便秘	腹痛	嘔気、吐き気	腸閉塞 ➡P139	内科、消化器科 ★★★

排便の異常の際に気を付けるポイント

- 下痢の場合は、脱水症状がないか注意して観察する。
- 便が出づらいときは座った状態で少し前かがみになり、やや足をひいた位置に置いた姿勢をとると、直腸と肛門が一直線となり排便しやすくなる。

ブリストル便性状スケール

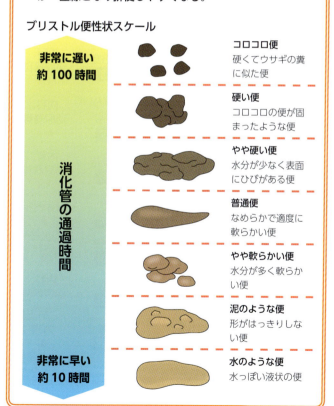

非常に遅い 約100時間

消化管の通過時間

非常に早い 約10時間

コロコロ便
硬くてウサギの糞に似た便

硬い便
コロコロの便が固まったような便

やや硬い便
水分が少なく表面にひびがある便

普通便
なめらかで適度に軟らかい便

やや軟らかい便
水分が多く軟らかい便

泥のような便
形がはっきりしない便

水のような便
水っぽい液状の便

各部の症状

排尿の異常

排尿は腎臓で血液から出た体の不要物、老廃物を液体状にし、排泄することです。回数、色、量、匂い、痛みを感じるなどの変化があれば病院へ行きましょう。

		その他の症状		疑われる疾患	受診科/救急度
血尿		むくみ	腰痛	腎炎 ➡P162	内科、泌尿器科 ★★
		脇腹の鋭い痛み	嘔吐	尿路結石症 ➡P173	内科、泌尿器科 ★★
		尿が出ない、尿量の減少	残尿感	前立腺がん、膀胱がん ➡P179	内科、泌尿器科 ★★
		回数が多い	尿混濁	尿路感染症 ➡P170	内科、泌尿器科 ★★
尿量の減少		下腹部の膨満感	頻脈、血圧上昇	尿閉 ➡P164	泌尿器科 ★
		体重の増加	疲労感	浮腫 ➡P224	内科 ★
		吐き気	むくみ	腎不全 ➡P160	内科、泌尿器科 ★★
回数が多い		喉の渇き	吐き気、嘔吐	糖尿病 ➡P150	内科 ★
		尿漏れ	残尿	尿失禁 ➡P163	内科、泌尿器科 ★

	その他の症状		疑われる疾患	受診科/救急度
回数が多い	尿漏れ	尿量の減少	神経因性膀胱 ➡P166	内科、泌尿器科 ★★
	尿が出ない、尿量の減少	尿漏れ	前立腺肥大 ➡P168	内科、泌尿器科 ★

排尿の異常の際に気を付けるポイント

● 個人差がありますが、成人の場合1日に4〜6回(1000〜2000ml前後)の排尿をする。
● 血尿は出方によって疑われる疾患が違うため、尿を排出する初めだけなのか、最後だけなのか、最初から最後までずっと血尿なのか、なども注目する。

尿色による脱水チャート

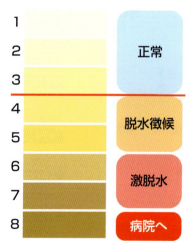

尿の色から脱水症状の度合いを把握し、症状が改善するよう水分補給をする。尿の色に赤、茶色が混じっている場合は脱水以外の原因が考えられるため、診察を受ける必要がある。

各部の症状

口腔・のどの異常

高齢者は加齢により唾液の分泌が減ります。唾液が減ることで、咀嚼や嚥下が困難になります。そのため、日頃からの口腔ケアが必要となります。

		その他の症状	疑われる疾患	受診科/救急度
嚥下障害	筋力低下	痰	筋萎縮性側索硬化症 ➡P76	神経内科 ★
	歩行障害	言語障害	進行性核上性麻痺 ➡P78	脳神経外科、脳神経内科 ★
	胸やけ	胃もたれ、胃痛	逆流性食道炎 ➡P138	内科、消化器科 ★
	呼吸困難	吐血	食道がん ➡P180	内科、消化器科、外科 ★
	片麻痺	言語障害	脳梗塞 ➡P66	脳神経外科、神経内科 ★★
口臭	歯痛		う蝕 ➡P110	歯科 ★
	倦怠感	頻尿	糖尿病 ➡P150	内科 ★
	歯茎の腫れ	歯のぐらつき	歯周病 ➡P111	歯科 ★
声のかすれ	疲労感	食欲低下	甲状腺機能低下症 ➡P156	内科、耳鼻咽喉科 ★

口腔・のどに異常を感じた際に気を付けるポイント

●ものを飲み込むのが困難になる嚥下障害がみられる場合は、誤嚥による誤嚥性肺炎にも注意が必要となる。

❶ 先行期

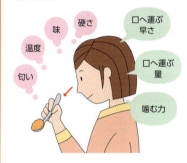

食べ物を視覚や嗅覚の機能で認識して、食べ方を判断する段階。認識することで唾液の分泌や消化器官での活動が開始される。

❷ 準備期

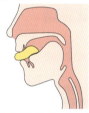

食物を口に取り入れ、歯ですり潰す（咀嚼）。唾液と混ぜ合わせてひとつの塊（食塊）にする。

❸ 口腔期

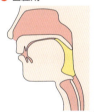

食塊ができ次第、舌の動きで咽頭へ送られる。鼻腔へ入り込まないよう軟口蓋が閉じる。

❹ 咽頭期

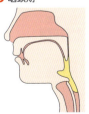

咽頭に運ばれてきた食塊を食道に送る。喉頭蓋が閉じることで、気道への誤嚥を防ぐ。

❺ 食道期

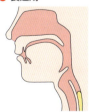

食道から胃へ食べ物を送る。食道のぜん動運動によって胃に少しずつ運ばれていく。

各部の症状

眼の異常

眼の異常は細菌感染や外傷などが原因となります。薬品が目に入る、急に視界がぼやける、視野の周辺が欠けるときなどは、放置すると失明する恐れがあります。

		その他の症状	疑われる疾患	受診科/救急度
視野欠損	頭痛	めまい	脳出血 ➡P62	脳神経外科、神経内科 ★★★
	片麻痺	言語障害	脳梗塞 ➡P66	脳神経外科、神経内科 ★★
視力低下	飛蚊症	視野欠損	網膜剝離	眼科 ★★
	視界のかすみ		白内障 ➡P105	眼科 ★
	視界の中心のゆがみ		加齢黄斑変性症 ➡P107	眼科 ★
	痛み	頭痛、嘔吐	緑内障 ➡P106	眼科 ★★
痛み	まぶたの腫れ		麦粒腫	眼科 ★
	白目の充血	目やに	流行性角結膜炎 ➡P108	眼科 ★

各部の症状

耳の異常

耳は体の平衡感覚を保つ役割も果たしているため、耳の痛みや聞こえづらさを感じた場合、耳鳴りやめまいを伴うことがあります。

第2章 各部の症状 眼の異常 耳の異常

		その他の症状		疑われる疾患	受診科/救急度
難聴		耳鳴り	嘔吐	メニエール病 ➡P109	耳鼻咽喉科 ★★
難聴		片耳の難聴	めまい、嘔吐	突発性難聴	耳鼻咽喉科 ★★
難聴		両耳の難聴	高音の難聴	老人性難聴 ➡P104	耳鼻咽喉科 ★
耳の痛み		耳だれ	膿	外耳炎	耳鼻咽喉科 ★
耳の痛み		発熱	耳だれ	中耳炎	耳鼻咽喉科 ★

耳に異常を感じた際に気を付けるポイント

●固い耳垢により、耳が詰まっている感じや耳鳴りがするとき、無理に取ろうとすると悪化する場合もあるため、耳鼻咽喉科の専門医にまかせる。

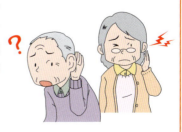

各部の症状

鼻の異常
はな の いじょう

鼻にみられる異常として多くみられる症状は鼻水、鼻づまりなどが挙げられます。鼻出血がみられる場合は、鼻以外の疾患が原因となっている可能性も考えられます。

	その他の症状		疑われる疾患	受診科/救急度
鼻血	頭痛	めまい	高血圧 ➡P112	内科、循環器科 ★★
	発熱	歯肉出血	白血病	内科、血液内科 ★★
鼻水、鼻づまり	くしゃみ	涙目	鼻炎	内科、耳鼻咽喉科 ★
	頭痛	膿状の鼻水	蓄膿症	内科、耳鼻咽喉科 ★★
	発熱	咳、痰	気管支炎 ➡P133	内科、耳鼻咽喉科 ★★
		咳、痰	肺炎 ➡P126	内科、耳鼻咽喉科 ★★
		関節痛	インフルエンザ ➡P128	内科、耳鼻咽喉科 ★★

第3章 疾患と介護方法の基礎知識

本章では、疾患に関する知識がまとめられています。症状、原因、治療、介護のケアのポイントなどが解説されています。

1	脳・神経系の疾患	62
2	骨格系の疾患	94
3	感覚器・咀嚼器系の疾患	104
4	循環器系の疾患	112
5	呼吸器系の疾患	126
6	消化器系の疾患	134
7	内分泌・代謝の疾患	150
8	腎・泌尿器系の疾患	160
9	がん(悪性腫瘍)	174
10	精神の疾患	186
11	皮膚の疾患	194
12	感染症	206
13	その他の疾患	216

1 脳神経の疾患 　特

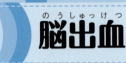

脳出血
（のうしゅっけつ）

脳出血とは、脳の血管が破れ脳内で出血した状態です。治療が遅れると死亡や後遺障害の可能性もあります。脳出血の症状が出たら、すぐ救急車を呼びましょう。

症状

- 突然、頭をハンマーで殴られたような激しい頭痛が起こる。
- めまいや吐き気を伴うことが多い。
- 手足がしびれたり、体が自分の意志通りに動かなくなったりする。
- 言葉がうまく出てこなくなる。
- 重症の場合、けいれんや意識障害を起こし死亡する。

早期発見のサイン

めまい、手足のしびれ、思うように言葉が出ないなどの症状がある場合は、すぐ医療機関を受診する。短時間で症状が急激に悪化するため、様子を見るのは大変危険。

原因

- 主な原因は高血圧による血管破裂である。
- 糖尿病、脂質異常症などの生活習慣病が原因の場合もある。
- 喫煙、大量の飲酒、肥満などは、脳出血の発症リスクを高くする。
- 脳動脈瘤の破裂など脳血管の病気が原因の場合もある。

覚えておきたい予防策

脳卒中を予防するには血圧管理が重要となる。塩分摂取を控え、降圧剤を処方されている場合は忘れず服用する。脳卒中は、血圧が急上昇したときに起こりやすくなるため、特に寒い時季の入浴やトイレでは温度差に注意する。

介護のポイント

- 一度脳出血を発症すると再発しやすいので注意する。
- 発症後、身体機能の回復のためリハビリテーションを行う。
- 必要に応じて身体機能を補う器具や装置などを使用する。
- 後遺症は、障害を受けた部位によって、発声や嚥下、言語、記憶、運動機能など異なる。
- 後遺症に対しては、適度なリハビリテーションを行わないと、寝たきりになったり、うつや認知症の悪化を招いたりすることがある。
- 降圧薬を服用している場合は、勝手に服用を中止しない。

検査と診断

【画像検査】 出血部位や範囲などを CT で確認する。また、血管の形の異常の有無などを確認するため、MRI を行うこともある。

治療

- 脳内の血腫を取り除くため開頭手術を行う。
- 頭蓋骨に穴を開け、血腫を内視鏡や針で取り除くこともある。
- 血圧が著しく高い場合は、降圧薬を投与する。
- 症状が安定したら、リハビリテーションを行う。

高血圧を予防する食事

海藻類、野菜類、豆類などのカリウムを多く含む食品はナトリウムを体外に排出する。

| 海藻類 | 野菜類 | 豆類 |

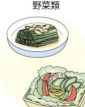

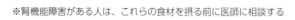

※腎機能障害がある人は、これらの食材を摂る前に医師に相談する

1 脳神経の疾患 　特

くも膜下出血

くも膜下出血は、脳の表面を覆うくも膜下で出血した状態です。発症すると後遺障害が残ることが多いため、迅速な治療と地道なリハビリテーションが重要です。

症状

- 突然バットで殴られたような今までにない激しい頭痛が起こる。
- 激しい吐き気が起こり、嘔吐することもある。
- 意識が朦朧とし、意識消失することも多い。
- 発症から数時間で、頸部の付け根から首にかけて項部硬直が起こる。
- 重症の場合は、呼吸困難や不整脈が起こり死亡することもある。

早期発見のサイン

発症前に頭痛、物が二重に見える、片方の瞳孔が拡大するなどの症状が現れることがある。症状が一時的ですぐ治まった場合も、できるだけ早く医療機関を受診する。

原因

- 最も多い原因は脳動脈の瘤（脳動脈瘤）の破裂であり、脳動脈解離、脳動静脈奇形などの病気が原因で発症することもある。
- 脳疾患以外に、血液や内臓の病気で血が止まりにくくなり発症することがある。
- 家族に動脈瘤やくも膜下出血歴がある場合、発症リスクが高い。

覚えておきたい予防策

高血圧、喫煙、大量の飲酒などは発症リスクが高くなる。高血圧の人は塩分を控え、降圧薬は医師の指示通りに服用する。また、脳動脈瘤がある場合は、症状がなくても定期的な受診を心がける。

介護のポイント

- 急激な温度差、入浴、トイレなどは血圧が急上昇し、再発を招きやすいため注意する。
- 後遺障害の症状や程度に合わせた介護を行い、必要に応じ杖や歩行器など福祉用具を活用する。
- 身体機能の維持や回復のためリハビリテーションを欠かさない。
- 発症後、急に怒り出したり、急に泣き出したりするなど感情の起伏が激しくなることがあるが、相手の気持ちをくみ取り温かく接する。

検査と診断

【画像検査】 CTやMRI検査で脳出血した場所を確認後、血管が切れた場所を調べるため動脈に造影剤を注入しX線撮影をする。

治療

- 動脈瘤の再破裂を防ぐため、カテーテルを使用して、動脈瘤にコイルを詰め込むコイル塞栓術を行う。
- 開頭手術により動脈瘤の付け根をクリップで止めるクリッピング術を行うこともある。
- 症状により止血薬、降圧剤などを投与することもある。

くも膜下出血の主な症状と早期発見ポイント

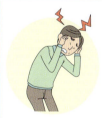
頭が割れるように痛い

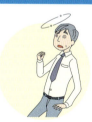
意識がもうろうとする

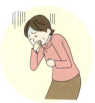
吐き気、嘔吐

これらの症状がみられたら救急車を呼ぶ

1 脳神経の疾患 　特

脳梗塞・一過性脳虚血発作

一過性脳虚血発作とは、脳動脈に血栓が詰まり血液の流れが一時的に悪くなる状態です。脳梗塞とは、血液の流れが悪い状態が続き、脳細胞が死んでしまうことです。

症状

- 片方の手足にしびれや麻痺などが起こる（片麻痺）、言葉が発音できなかったり、ろれつが回らなくなったりする（構音障害）、言葉が出なくなる（失語症）、ものが二重に見える、めまいがしてふらついたり、足がもつれるなどがある。
- 自覚症状がない隠れ脳梗塞（無症候性脳梗塞）を起こしている場合もある。

早期発見のサイン

手足や顔の片側にしびれ・感覚の麻痺、ろれつが回らない、言葉が出ない、片方の目が見えにくい、片側にあるものが見えないなどの症状がある場合は医療機関を受診する。

原因

- 動脈硬化により血管の内側に付着した血栓が剥がれ、血流に乗って脳内の血管に詰まると発症することがある。
- 心房細動などの不整脈によって作られた血栓が脳の動脈に詰まって発症することもある。
- 高血圧、脂質異常症、糖尿病、喫煙なども発症リスクを上昇させる。

覚えておきたい予防策

心房細動、高血圧、脂質異常症、糖尿病などの病気があるときは自覚症状がなくても受診して適切な治療を行う。また、禁煙は脳梗塞を含む脳疾患の発症リスクを低下させる。

介護のポイント

- 塩分を摂りすぎないように注意する。
- 嚥下障害がある場合は、嚥下体操や、すりつぶしたり液体にとろみをつけたりした嚥下食を使用し、気管に液体や食べ物が入らないように注意する。
- 左半身麻痺の場合、移動のとき物にぶつかりやすいため、家具の配置や誘導などに注意する。
- 右半身麻痺の場合、失語症が起こることがあるが、長年リハビリや日常会話を繰り返すと回復することが多い。

検査と診断

【画像検査】CTやMRIの後、脳血管撮影のためMRIや脳血管造影検査、脳血流低下の程度を調べる脳血流検査などを行う。

治療

- 発症から4～5時間以内の場合はt-PA静注療法を行い、併せて抗血小板薬、抗凝固薬を投与することもある。
- 血管吻合術、頸部内頸動脈内膜剥離術などの手術を行う場合もある。
- 高血圧、脂質異常症などがある場合は併せて治療する。

脳梗塞のメカニズム

脳血栓
動脈硬化により血管が詰まる状態

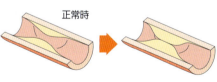

脳梗塞
体内でできた血の固まりが血流により脳に詰まってしまう状態

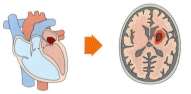

1 脳神経の疾患

硬膜下血腫

頭蓋骨の下にある硬膜と脳との間に血腫が溜まる病気です。頭部外傷が主な原因で、頭の打撲直後に発症する急性と、3週間〜数カ月後に発症する慢性があります。

症状

- 急性硬膜下血腫は、頭を打った直後に意識障害を起こし、予後不良の場合が多い。
- 頭部外傷直後は意識障害がなくても、徐々に悪化して昏睡状態になることがある。
- 慢性硬膜下血腫は、頭部外傷後は症状がみられないが、数週間経ってから、頭痛、嘔吐、片麻痺やしびれ、けいれん、失禁、失語症、意欲の低下などの症状が現れる。

早期発見のサイン
頭を打撲した後は、自覚症状がなくても数カ月経過観察をする。硬膜下血腫の症状は認知症と似ているが、症状が突然現れたり急激に進行したりする傾向がある。

原因

- 原因の多くは頭部打撲により、硬膜と脳の間にたまった血腫が脳を圧迫するため、症状が現れる。
- 脳表面にある血管からの出血が硬膜の下に溜まり、発症することもある。
- 脳萎縮、人工透析、抗凝固薬（ワルファリンなど）の服用、大量の飲酒習慣などは、慢性硬膜下血腫を発症しやすい。

覚えておきたい予防策
リビング、玄関、階段、寝室などは転倒しやすい場所。室内は照明で明るくし、玄関、階段、寝室、トイレなどに手すり

をつけると転倒防止につながる。また、玄関マットや座布団なども転倒の一因となるため注意する。

介護のポイント

- 軽く頭をぶつけただけでも、硬膜下血腫を発症することがあるので、頭を打ったときは記録し、数カ月は注意深く観察する。
- 床、浴室など滑りやすい場所で転倒しないように注意する。
- 抗凝固薬（ワルファリンなど）服用中は出血が止まりにくいため、特に頭を打たないように注意する。
- 飲酒後、就寝中など気づかぬうちに頭を打っていることもあるので、もの忘れや歩行障害などが急に進行していないかなど観察する。

検査と診断

【画像検査】CT、MRIなどで脳の形を調べる。脳の形は通常は左右対称だが、血腫が脳を圧迫すると左右非対称に見える。

治療
- 頭蓋骨に小さな穴を開け、血腫排液・血腫腔内洗浄術を行う。
- 全身麻酔をしてから、開頭して血腫除去を行う外科手術を行うこともある。
- 血腫が小さい場合、症状がない場合などは、手術をせずに浸透圧利尿薬を用いた薬物療法を行う場合がある。

室内で転倒しやすい場所

小さな段差や滑りやすい敷物などは転倒の原因となる。

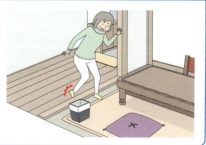

1 脳神経の疾患

高次脳機能障害

事故や脳疾患の後、機能障害が起こる状態です。高次脳機能は認知・感情・言語等を支配するので、対人関係や生活に支障が出ることもあります。

症状

- 記憶障害、注意障害、半側空間無視、遂行機能障害、社会的行動障害、失語症、失行症、失認症など認知機能や精神機能の障害が現れ、複数の症状がみられることが多い。
- 自分の障害を認識できず必要なリハビリや治療などを拒否する病識欠如が現れる場合もある。
- 片麻痺、運動失調などの運動機能障害がみられることもある。

早期発見のサイン
頭のケガや脳出血などの病気の後、性格や行動が急変した場合は、高次脳機能障害の可能性が考えられる。本人は自覚がない場合が多いが、変化に気づいたら早めに医療機関を受診する。

原因

- 原因は、脳梗塞、脳出血、くも膜下出血などの脳血管障害が最も多いが、交通事故や転倒などによる外傷性脳損傷が原因となることもある。
- 脳炎、低酸素脳症などの脳の病気が原因の場合もある。
- まれに、アルコール依存や薬物中毒、ビタミン欠乏症などの栄養障害、ホルモン異常などが原因の場合がある。

覚えておきたい予防策
頭部の打撲や脳血管障害などの後は、外見上回復したように見えても高次脳機能障害の可能性がある。高次脳機能障害と

診断されたら早期にリハビリテーションを開始すると、症状が回復する場合がある。

介護のポイント

- 生活行動のやり方がわからない、または自分でやろうとしないため、症状や状態に合わせた身体介助を行う。
- 毎日の生活スケジュールや時間管理ができない場合は、支援する。
- 欲求のコントロール低下により過食、過度の飲酒や喫煙などが現れるときは、1日の摂取量を具体的に決める。
- 対人関係の問題を起こしやすいため、普段から積極的に声をかけたり、トラブルが起きそうなときは間に入る。

検査と診断

【画像検査】CT、MRIなどの画像検査、問診や行動観察を行い、事故や病気の経過、現在の生活状況や問題の有無などを確認する。

治療

- 医師の指導のもと、看護師、作業療法士、理学療法士、言語聴覚士、運動療法士、心理専門職、医療ソーシャルワーカーが協力し、症状に合わせてリハビリテーションを行う。
- 家族の協力や地域サービスなども活用し、日常生活に必要な動作や技能習得を目指し生活訓練を実施する。

半側空間無視

- 損傷を受けた脳の反対側が認識できず、視野が欠損した状態

- 片側の食事にしか手をつけないなどの例がみられる

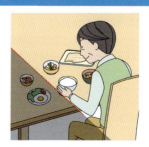

1 脳神経の疾患　　　　　　　　　　　　　　　特

パーキンソン病

脳内神経伝達物質の一種であるドパミンの減少により神経細胞が障害を受け、身体症状が現れる進行性疾患です。50歳以上で起こることが多い、国の指定難病です。

症状

- 身体症状として、手の震え（振戦）、筋肉のこわばり（固縮）、無動、前のめりになり頭を前に突き出す（姿勢反射障害）などの症状がみられる。
- 自律神経症状として、便秘、起立性低血圧、流涎、頻尿、多汗などを伴う。
- 精神症状として、睡眠障害、抑うつなどがみられることもある。
- 進行すると寝たきりになり、嚥下機能障害などもみられる。
- 症状は体の片側から始まり、次第にほかの部分にも現れて症状の程度が進行する。

早期発見のサイン
便秘、手の震え、歩きにくさ、匂いを感じにくいなどの症状が続く場合、パーキンソン病の可能性が考えられる。パーキンソン症候群と症状が似ているが、病態や治療法は異なる。

原因

- 脳内神経伝達物質のうちドパミンが減少すると発症するが、ドパミンが減少する原因は明らかになっていない。
- ドパミンとほかの神経伝達物質のバランスの崩れも一因と考えられている。
- パーキンソン病の場合、何らかの原因で中脳の黒質の細胞の減少がみられる。
- パーキンソン病と症状が似ているパーキンソン症候群は、脳梗塞などの脳血管障害や薬物の副作用が原因である。

介護のポイント

- 症状の程度によるが、着替え、食事などできる範囲で本人が行うようにし、必要に応じて介助する。
- 歩幅が狭くなりつまずきやすいため、段差をなくすなど転倒防止対策をする。
- 長期間治療をしていると、突然薬の効き目が切れたり効果が現れたりするオン・オフ現象が現れるため、症状が軽い時間帯に入浴などのケアを行う。
- 嚥下機能障害が現れたら誤嚥性肺炎などの合併症予防に努める。

 ## 検査と診断

【画像検査】 症状の経過から診断することが主である。MIBG心筋シンチグラフィーは心臓の交感神経、(DAT-) SPECTは脳内ドパミントランスポーターの働きを調べる。

治療

- ドパミンの原料となるレボドパ(L-ドパ)製剤やドパミンの代わりをするドパミン受容体作動薬(ドパミンアゴニスト)などを服用し症状を軽減させる。
- 病状に合わせたトレーニングやリハビリテーションは、病状の安定や緩和、日常生活の向上に有効である。

パーキンソン病の主な症状

振戦と固縮のほか、寡動、姿勢反射障害がみられる。

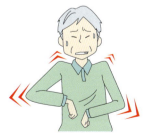

固縮

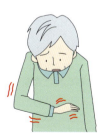

振戦

1 脳神経の疾患

てんかん

脳の神経細胞ニューロンに、突然激しい電気的な興奮が発生する脳の病気です。発作が長く続く状態で意識障害などを繰り返すと、脳に後遺症が残ることもあります。

症状

- 全身硬直や手足の曲げ伸ばし(強直間代発作)、数十秒間意識消失(欠神発作)、体がピクッとする(ミオクロニー発作)、体の力が抜け崩れるように倒れる(脱力発作)などがある。
- 部分発作の場合、舌なめずり、揉み手(自動症)、頭部前屈、両手の振上げや両脚の屈曲(点頭発作)、意識障害などがある。

早期発見のサイン

発作の数時間前から頭痛、気分や行動の変化、睡眠障害、不安、集中力の低下などの前駆症状が現れることがある。けいれんが5分以上続くときは、主治医に相談する。

原因

- 脳の神経細胞ニューロンに、突然激しい電気的な興奮が発生することで数々の臨床症状や検査の異常が現れる。
- 脳出血などの脳血管障害、脳の外傷、アルツハイマー性認知症など、何らかの脳障害や脳の損傷が発症の一因となるが、原因不明の場合も多い。
- 遺伝との関連性は明らかになっていない。

覚えておきたい予防策

規則正しく生活し、発作の誘因となる睡眠不足や疲労、ストレス、過度の飲酒などは避けるようにする。発作歴がある場合は、発作を抑える薬(抗てんかん薬)などを医師の指示通りに服用する。自己判断で服薬を中断すると危険。

介護のポイント

- 医師の指示通りに抗てんかん薬などを服用し、発作の再発を防ぐ。
- テレビや光の点滅、大きな音などが発作を誘発することがあるため避ける。
- 高齢者てんかんは、短時間意識障害があってもけいれんが起こらないことが多いため、表情や行動の変化に注意する。
- 食事や入浴時に発作を起こすと、特に危険なため目を離さない。
- 睡眠不足、ストレス、過度の飲酒などは避ける。
- 過去の発作のタイプを把握し、前駆症状を見逃さない。

 ## 検査と診断

【問診・脳波検査】てんかんの場合、発作症状や病歴からの診断が主となる。脳波の乱れが現れるため脳波検査による覚醒時と睡眠時脳波の測定などを行う。ほかに頭部CT、MRI、SPECT検査などを行う場合もある。

治療

- 発作を抑える働きがある抗てんかん薬を服用する。
- 睡眠不足、特定の作業や動作など発作の誘因をできるだけ避ける。
- 薬で発作がコントロールできない場合、外科手術を行うこともある。
- 薬の効果がみられない場合、ケトン食療法、修正アトキンス食療法などを行うこともある。

てんかんの主な症状

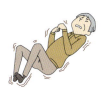
強直間代発作

欠神発作

ミオクロニー発作

1 脳神経の疾患　特

筋萎縮性側索硬化症（ALS）

運動ニューロンという神経の障害により全身の筋肉が萎縮し筋力が低下する進行性疾患です。呼吸に必要な筋肉が衰えると自力呼吸ができなくなります。

症状

- 手の指を動かしにくい、肘から先の力が弱くなるなどの症状が現れる。
- 声が出しにくい（構音障害）、飲食物が飲み込みにくい（嚥下障害）などが現れ、またよだれや痰が増えることがある。
- 症状が進行すると、寝たきりになり人工呼吸器が必要になる。
- 病気が進行しても、視覚、聴覚、認知機能などの障害はみられない。

早期発見のサイン

ボタンがうまくかけられない、話しにくい、物が飲み込みにくいなどの症状が現れる。認知症などの病気と区別しにくいため、症状がよくならないときは神経内科に相談する。

原因

- 運動ニューロンの障害により、脳から運動命令が伝わらなくなると症状が現れるが、運動ニューロン障害の原因は明らかになっていない。
- 約5～10％は家族性とみられるが、大半は遺伝の影響がないと考えられている。

介護のポイント

- 炭水化物、脂肪、たんぱく質、ビタミンなどの栄養素や水分を十分に摂る。

- 誤嚥防止のため、飲食物にとろみをつけたり、食べるときの姿勢を考慮したりする。
- 呼吸困難のある場合は、胃の張りで呼吸が苦しくなるのを防ぐため1回の食事量を少なくし、食事回数を増やす。
- 症状の程度に合わせ、杖、車椅子、介護ベッドなどの福祉用具を利用する。
- 医療的ケアが必要な場合、医師と相談のうえ、痰吸引や胃ろうなどを検討する。
- 症状が進行しても、意識がはっきりしており認知機能障害は現れないため、本人の尊厳を守るよう心がける。

検査と診断

【問診・神経伝達速度検査・神経生理系検査】 症状の経過や、神経障害を確認する末梢神経伝導速度検査や筋電図検査のほかに、MRI検査、髄液検査、血液検査などで判断する。

治療
- ALS進行を遅らせる作用のある筋萎縮性側索硬化症用薬（リルゾール）を服用するほか、体の痛みが激しいときは対症療法として解熱鎮痛薬を併用することがある。
- 身体機能を維持するためリハビリテーションを行う。
- 呼吸困難の場合は、鼻マスクを使用したり気管切開術を行ったりすることがある。

筋萎縮性側索硬化症（ALS）の初期症状

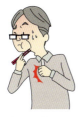

飲食物が飲み込みにくい

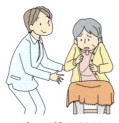

ボタンがうまくかけられない

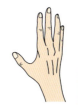

手足の力が弱くなる

1 脳神経の疾患　　特

進行性核上性麻痺

脳の特定の部位（脳幹、小脳）の神経細胞が変性や減少することによる進行性の病気です。症状が進行すると、寝たきりになります。

症状

- 初期症状では動作緩慢や歩行障害などパーキンソン病と似た症状がみられる。
- 眼球障害で下の方が見にくい。進行すると、左右にも目を動かしにくくなり、やがて眼球が正中位で固定し動かなくなる。
- 判断力の低下など認知症の合併もみられるが、見当識障害やもの忘れなどの症状は軽い傾向にある。

介護のポイント

- 転倒予防のため、手を伸ばして取ろうとするような物は片付け、普段使うものは体に近いところへ落ちないようまとめておくなどする。
- 下の方が見えにくいため、食事のときは食器を置く場所など配慮する。
- 嚥下障害の状態に応じて食事の形態を変更し、経口摂取ができない場合は、経管栄養食を併用したり、経管栄養に切り替えて鼻腔栄養や胃ろうからの栄養補給を行う。
- 誤嚥性肺炎を予防するため、口内を清潔に保つようにする。
- 寝たきりの場合、2時間おきに体位を変えて床ずれ（褥瘡）を防ぐ。

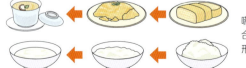

嚥下障害の状態に合わせて、食事の形態を変更する

1 脳神経の疾患　　　　　　　　　　　　　　特

脊髄小脳変性症

小脳、脊髄、脳幹などの脳神経細胞が損傷して変性萎縮し、ふらつき、手の震え、ろれつが回らないなど、体をうまく動かせない症状がみられる神経の病気です。

症状

- 主な症状は、手の震え、起立や歩行のふらつき、手がうまく使えない、口や舌のもつれ（構音障害）、足の突っ張り、歩きにくさなどの運動失調症状である。
- 進行すると、呼吸や血圧の調節など自律神経機能の障害、しびれ感など末梢神経障害を伴い、寝たきりになることもある。

介護のポイント

- わずかな段差が転倒を招くこともあるため、すりつけ板を使用するなどして段差をなくす。
- 嚥下障害の状態に応じて食事の形態を変更し、経口摂取ができない場合は、経管栄養食を併用したり、経管栄養に切り替えて鼻腔栄養や胃ろうからの栄養補給を行う。
- 肺炎予防のため、口内を清潔に保つようにする。
- 自力で起き上がれない場合は、ギャッチベッドなどの特殊寝台を利用する。

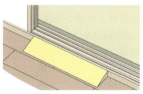

すりつけ板

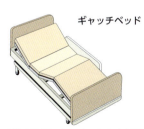

ギャッチベッド

症状や状態に合わせ、本人や介護者の負担を軽減する

脳神経の疾患

認知症全般

認知症は、何らかの原因で脳細胞が死んだり、働きが低下したりするために認知機能障害などが現れる状態です。本人は自覚がないものの日常生活には支障が生じます。

認知症の主な特徴

- 単なるもの忘れ、うつ病、頭部損傷や脳血管障害といった脳の病気など、症状が似ている病気があるため、医師の診断を受けてほかの病気と区別する。
- 認知症のタイプや原因、進行の程度などにより一人ひとり症状が違うため、本人の状態に合わせた介護を行う。

中核症状と周辺症状

認知症の症状は、本人の日常生活や行動がうまくいかなくなる中核症状と性格や環境の変化などの影響で起こる周辺症状（BPSD: Behavioral and Psychological Symptoms of Dementia）がある。

●中核症状
記憶障害のほかに、ものの共通点や違いがわからなくなる実行機能障害（判断力の障害）、時間や場所がわからなくなる見当識障害、人物や物の名前がわからなくなる失語、ボタンをはめられないなどの失行、道具の使い道がわからなくなる失認などがある。中核症状によって患者自身が自分の変化に気づき、不安や混乱を抱えやすくなる。

●周辺症状
BPSD（行動・心理症状）とも呼ばれ、抑うつ、不安感、幻覚、妄想、徘徊などがあり、認知症が進行すると食物以外のものを食べてしまう異食、うなり声などもみられる。性格や素質、日々の生活や環境、周りの人の言動や雰囲気などに影響を受けて現れる。

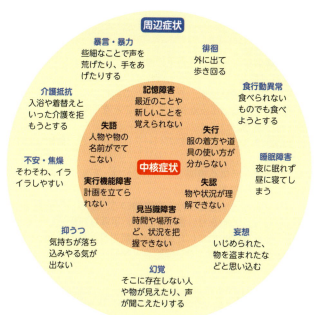

早期発見のサイン

- 認知症の早期段階は、もの忘れと区別するのは難しいですが、何度も同じことを言ったり聞いたりするもの忘れが目立ち、「家に帰れなくなる」などの症状が頻繁に現れてきた場合、認知症の可能性が考えられる。
- 認知症の場合、本人には自覚症状がないが次第に症状は進行する。普段から行動や会話などを注意深く観察し、変化に気づいたら家族や周囲の人が医療機関の受診を促す。

早期発見が大切な理由

- 認知症の前段階として、記憶などの認知行動に障害があっても日常生活に支障がない軽度認知障害（MCI）がみられる。ただし、MCIと診断されても、早期に治療を開始すれば認知症への進行を防ぐことが可能である。
- 認知症には、症状が似ている別の病気がいくつも存在する。特に、頭部損傷や脳血管障害、脱水症状や栄養失調などは早期に治療しないと重症化し後遺障害が残ることもあるため、様子を見ようとせず、早めに医師の診察を受ける。

介護のポイント

- 相手を尊重し、介護者は相手の意見を否定したり、行動を強制したりしない。
- できなくても追及せず、できることに合わせる。
- 病気に対する強い不安を抱えていることを理解し、相手の気持ちに寄り添う。
- 相手の話すスピードや行動のペースに合わせて、柔軟な対応を心がける。
- 本人が訴えをうまく表現できない場合は、行動や発言などから相手の意図を探る。
- 会話をするときはじっくりと話を聞いて、こちらから話すときはゆっくり、はっきり、優しい口調、丁寧な言葉遣いをする。
- 気温の変化を感じにくいため、熱中症対策として衣類の脱ぎ着による調節、こまめな水分補給などを促す。

 ## 検査と診断

【一般的身体検査】尿検査、血液検査、内分泌検査、血清梅毒反応、胸部X線写真、心電図検査など
【脳の一般検査】腱反射などの神経学的検査、脳波検査、脳脊髄液検査など
【画像検査】X線検査、CT検査、MRI検査、SPECT検査、PET検査など
【知能検査】ウェクスラー成人用知能検査第三版（WAIS-III）、新長谷川式簡易知能評価スケール（HDS-R）、MMSE、アルツハイマーアセスメントスケール日本語版（ADAS-Jcog）など

- 上記の検査以外に、遺伝子検査、病理検査などを行うこともある。これらの検査を行って症状を確認し、ほかの病気と判別したうえで認知症のタイプを確定する。

認知症に間違われる症状

- 認知症のような症状を示す代表的なものとして、うつ病とせん妄が挙げられる。
- 認知症に合併した場合、認知症の悪化とみられることがあるが、それぞれ治療可能な場合もあるため、可能性が疑われる場合は専門家による早急な診断が必要となる。

症状に合わせたかかわり方の例

認知症の場合、家族や介護者の対応によって周辺症状の現れ方が異なります。場合によっては症状が悪化することもあるため、症状の背景をくみ取り、認知症の人が安心できるケアを行うことが大切です。

●物盗られ妄想がみられる場合
不安や混乱による責任を他人に転嫁しようとする気持ちなどが背景とみられるため、様子を把握しながら要因を検証する。

●記憶障害の場合
過去に起こった出来事などを忘れてしまうため、間違った発言や行動をとっても否定したり訂正したりしない。本人の言動を一旦受け止めて、安心させるようにする。

●見当識障害の場合
現在の時間や場所、人など、周囲の状況や自分についての認識があいまいになっていくため、目につくところにカレンダーを貼り、毎日「〇月〇日〇曜日」と確認し、普段の会話にも日付や季節に関する内容を意識して盛り込む。

●攻撃性がみられる場合
介護者は安全を確保しながら、暴言や暴力行為が現れる前後の様子を観察し、きっかけを探し出す。特定の人に対して怒りを表す場合は担当を変えるなどのフォローが必要となる。

●徘徊の場合
介護者からの声かけや会話、室内などを短時間一緒に歩くなどして、他の物事に関心を向けさせる。

●弄便の場合
便を便と認識しておらず、気持ち悪さからおむつの中の便を触ったり、その手をきれいにするため服や壁で拭いたりする。食事の量などを記録して、決まった時間にトイレに連れて行ったり、定期的におむつを確認する。

第3章 脳神経の疾患　認知症全般

1 脳神経の疾患 　　　　　　　　　　　特

アルツハイマー型認知症

アルツハイマー型認知症は、認知症の中で最も多いタイプです。脳細胞が突然変異を起こし減少するにつれて脳が萎縮し、記憶障害や判断力低下などが起こります。

症状

- 初期の段階では、もの忘れ、記憶力の低下など記憶障害が現れ、認知症の中では比較的ゆっくりと進行する。
- 進行すると、判断力の低下、時間や場所がわからなくなる見当識障害などの症状が現れるが、意識障害はみられない。
- ほかに原因となる脳疾患や身体疾患がないと確認できる。

早期発見のサイン

加齢が原因でもの忘れが起こることもあるが、認知症の場合、自分が忘れているという自覚さえないのが特徴。また、もの忘れを指摘すると怒り出したり、自分を正当化したりする傾向がみられる。

原因

- 脳細胞の突然変異によりアミロイドβやタウというたんぱく質が蓄積すると、脳神経細胞の死滅や脳萎縮が起こり発症するとみられるが、原因などは解明されていない。
- アルツハイマー型認知症の一部は、家族性アルツハイマー病と呼ばれ、遺伝によるといわれている。

覚えておきたい予防策

脳内で異変が起こり始めて、記憶障害などの症状が現れるまでに数年かかるとみられており、早期から治療することで症状の進行を緩やかにすることができる。高血圧、動脈硬化などの生活習慣病があると発症リスクが上昇する。

野菜、魚、果物を意識して摂る食生活、適度な運動、禁煙などは、アルツハイマー性認知症の発症リスクを低下させるという報告がある。また、普段から積極的に頭を使う習慣がある人は、比較的発症しにくいといわれている。

介護のポイント

- 抗認知症薬など処方された薬の飲み忘れがないようにする。
- 同じことを繰り返し尋ねても怒らずに会話に付き合う。
- 目立つところにカレンダーやメモを貼り、日付や予定を確認できるようにする。
- 食事、入浴、着替えなどを拒否するときは、無理強いせずに本人が安心できる会話をする。
- 嫌な出来事などがストレスとなり症状の悪化を招くことがあるので、本人にストレスがたまらないような環境を整える。

検査と診断

【知能検査・画像検査】ウェクスラー成人用知能検査第三版（WAIS-III）、新長谷川式簡易知能評価スケール（HDS-R）などの知能検査や、CT、MRIなどが行われる。これらの検査は、診断時だけでなく、時間の経過による変化を確認するために行うこともある。

治療

- ドネペジル塩酸塩、メマンチンなどの抗認知症薬を投与し、周辺症状を軽減するため抗精神病薬、抗不安薬、抗パーキンソン薬などを併用することもある。
- 心理療法、音楽療法、芸術療法、運動療法などリハビリテーション療法を併用することがある。

予防に効果があるとされる食材

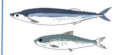

DHAやEPAが多い青魚

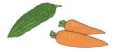

ビタミンB、βカロテンが多い野菜

ビタミンCが多い果物

1 脳神経の疾患

血管性認知症
けっかんせいにんちしょう

脳梗塞や脳出血、くも膜下出血などの脳血管障害により、脳細胞に酸素が届かなくなると脳神経細胞が死滅して、血管性認知症が起こります。

症状

- 初期の段階ではもの忘れ、意欲低下や自発性低下、不眠や不穏などの症状が目立ち、意欲の低下やめまい、しびれや麻痺、涙もろくなる感情失禁などもみられる。
- 血管性特有の症状として、同じことをしてもできるときとできないときがある、もの忘れが激しくても判断力や理解力の低下などはみられないなどのまだら認知症がある。

早期発見のサイン
もの忘れ、意欲低下や自発性低下、不眠などのうつ病と似た症状がみられる。以前に、脳血管障害などの病歴がある場合は、血管性認知症の可能性が考えられる。

原因

- 脳梗塞や脳出血、くも膜下出血などの脳血管障害による脳細胞の死滅が要因である。
- 脳梗塞などの脳血管障害の発症時に症状がなくても、脳血管障害の再発によって認知障害などの症状が現れることがある。
- 高血圧などの生活習慣病、喫煙などは発症リスクを高くする。

覚えておきたい予防策
ストレスや睡眠不足、喫煙などは血圧が高くなるため、規則正しい生活を行い十分睡眠を取るように心がける。高血圧、脂質異常症、糖尿病などの生活習慣病がある場合は治療を続けることも重要。

介護のポイント

- 自分が認知症と認識しているため、特に本人の尊厳を傷つけないように配慮し、相手の言動を責めたり否定したりしない。
- 1日の中で症状の程度が変動することがあるため、できないときは無理強いせず介助する。
- 急に怒りっぽくなったり泣き出したりする原因を探り、感情が急変するポイントを把握する。
- 高血圧や脱水は認知症症状の悪化を招くため注意する。

検査と診断

【知能検査・画像検査】
知能検査はウェクスラー成人用知能検査第三版（WAIS-III）、新長谷川式簡易知能評価スケール（HDS-R）など。

> #### 治療
> - 脳血管障害の再発予防のため抗血栓薬、抗血小板薬などを投与する。
> - 意欲・自発性の低下、興奮などには脳循環代謝改善薬、抑うつには抗うつ薬など、症状に応じた薬剤を投与することもある。
> - 機能の回復や進行の抑制のためのリハビリテーションも有効とされる。

血管性認知症の主な症状

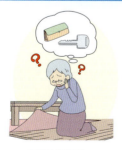

記憶力の低下

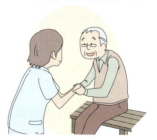

理解力や判断力は低下せず、人格が保たれている

1 脳神経の疾患

特

レビー小体型認知症

脳神経細胞が徐々に減少して脳が萎縮する一方、大脳皮質にレビー小体という異常なたんぱく質が現れる認知症の一種です。

症状

- 初期の段階から、見えないものが生々しく見える幻視や、実際とは違うように見える錯視などの視覚性の認知障害が現れる。
- 頭がはっきりした状態とボーっとしている状態を繰り返して病気が進行する。
- 固縮、振戦などパーキンソン病に似た運動障害、便秘、尿失禁、起立性低血圧などの自律神経障害などもみられる。
- 1日の中で無気力状態、興奮、錯乱、惰眠など症状が変化する。

早期発見のサイン
幻視や錯視は、レビー小体型認知症とほかの認知症を区別できる特徴的な症状。これらの視覚性の認知障害は特に夜間に現れやすくなる。

原因

- 加齢により大脳皮質に異常なたんぱく質であるレビー小体が現れると発症すると考えられているが、レビー小体ができる原因はわかっていない。
- 視覚を司る後頭葉と呼ばれる部位に病変が起こると、幻視などの視覚異常が現れる。

覚えておきたい予防策
この病気は原因がわかっていないため、予防法は不明。幻視や錯視などレビー小体型認知症特有の症状がみられたら、早めに医療機関を受診する。

介護のポイント

- 幻視や錯覚を訴えても否定せず、話を合わせて安心させる。
- 動作が遅くなってもせかしたりしない。ボーっとしている場合は、無理強いをせずに介助する。
- パーキンソン症状が現れると、歩幅が狭くなり転びやすくなるので、転倒しないように注意する。
- 自律神経障害の影響で便秘になりやすいため、十分水分を摂り、適度な運動を行う。

 ## 検査と診断

【知能検査・画像検査】 SPECT検査で脳血流低下やドパミン神経の状態、MIBG心筋シンチグラフィーは心臓へのMIBGという物質の集まり方などを調べる。レビー小体型の場合、CTやMRI検査では異常がみられない。

 ### 治療

- 周辺症状や認知機能の改善を目的としてドネペジル塩酸塩を投与する。
- 精神症状には非定型抗精神病薬、うつ症状には抗うつ薬など症状に合わせた薬を併用することがある。
- パーキンソン症状については、抗パーキンソン薬による効果は薄い。

レビー小体型認知症の主な症状

幻視・錯視
いないはずの人や物が見える

パーキンソン症状
手の震えなどパーキンソン病のような症状

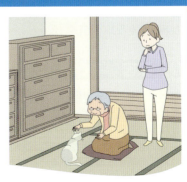

1 脳神経の疾患　　　　　　　　　　　　　　　　　　　特

前頭側頭型認知症（ピック病）

大脳のうち前頭葉や側頭葉が萎縮し、機能低下などの症状がみられます。40〜60歳代の比較的若い人が発症する若年性認知症のひとつです。

症状

- 特有の症状として無視、不真面目でひねくれる、人を馬鹿にする（人格障害）、言語を反復し制止してもやめない（滞続言語）がある。
- 自制力低下（粗暴、一方的に話し続ける）など、感情鈍麻、異常行動（過食・異食、窃盗、徘徊など）が現れ、人格が変化したようにみえる。
- ほかに特徴的な症状として、毎日同じ道を歩いて散歩するなどの常同行動がみられる。その途中で唾を吐くなどの異常行動がみられることもある。
- 初期の段階では、記憶障害、見当識障害などはみられない。

早期発見のサイン

場所や状況にそぐわない行動や万引きなどの逸脱行動を繰り返す、同じ言葉の繰り返し、意欲減退、出来事や身だしなみなどに無関心になるなどの症状がみられる場合は、神経外科か精神科を受診する。

原因

- 前頭葉や側頭葉が萎縮し、神経細胞にピック球という異常な物質が蓄積するが、ピック球が作られる原因などは明らかになってない。
- 全体の約4割は、家族に神経認知障害があり、全体の約1割は特定の遺伝子変異があることなどから遺伝が関係していると考えられている。

介護のポイント

- 万引きなどの反社会的行動を繰り返す場合は、本人がよく行く場所や店を把握し、事前に先方にお金を渡す、あとでまとめて払うなどの対応を話し合う。
- 1日のスケジュールを壁などに貼り、散歩などの決まった時間に声がけをする。
- 周囲の環境変化に刺激されると症状が悪化しやすいため、人間関係や環境を整える。
- 過食防止のため、目につく場所に余分な食べ物を置かない。

検査と診断

【画像検査】 CT、MRI、SPECT検査などを行う。特にMRIでは前頭葉や側頭葉に萎縮がみられる場合が多い。SPECT検査でも血流の低下がみられる。

治療

- 根本的な治療法は確立していないが、行動障害の改善を目的としてSSRI(選択的セロトニン再取り込み阻害薬)を服用する。
- 対症療法として、抗精神病薬などを併用することもある。
- 相手の気持ちを落ち着かせるケアを行い、不安による行動障害が減るように心がける。

前頭側頭型認知症ピック病の主な症状

- 突然怒りっぽくなる
- 一方的に話し続ける
- 万引きなどの異常行動を繰り返す

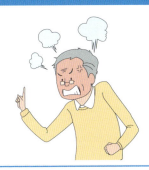

1 脳神経の疾患

若年性認知症(じゃくねんせいにんちしょう)

65歳未満の人が発症した認知症の総称で、介護保険の特定疾病に指定されています。うつ病、更年期障害などほかの病気と区別し、早期に治療を始めることが重要です。

症状

- 初期からもの忘れなどの記憶障害、見当識(けんとうしき)障害、抑うつなどがみられることが多い。
- アルツハイマー型、脳血管性、レビー小体型など認知症のタイプにより症状が違う。
- アルツハイマー型認知症は失認や視空間失認、脳血管性認知症ではまだら型、レビー小体型では幻視やパーキンソン症状が目立つ。

介護のポイント

- 就労や経済面などを支援する制度などを活用し、病気や将来への不安を軽減する環境を整える。
- 40歳以上の場合は、特定疾病として介護保険対象となるため、必要に応じて介護サービスを活用する。
- 仕事や家事などは可能な範囲で行い、社会との関わりを持ち続けられるようにする。
- 家族への精神的サポートも心がける。

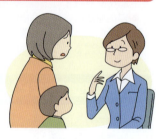

患者家族への支援

1 脳神経の疾患

髄膜炎(ずいまくえん)

脳と脊髄を覆っている髄膜が細菌やウイルスなどによって炎症を起こした状態です。重症化しやすく後遺症が残ることもあるため、早期の治療が重要です。

症状

- 発症後12時間以内は発熱、頭痛、吐き気など風邪と似た症状だが、発症後13〜20時間にかけて皮下出血や発疹、光過敏症などが現れ、意識消失、けいれんなどが起こり死亡することもある。
- 特有の症状として、項部硬直、仰向けで膝や股関節を曲げ伸ばしすると痛みや抵抗を感じるケルニッヒ徴候がみられる。

項部硬直

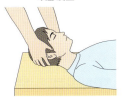

仰臥位で頭を持ち上げると、項が硬直し下顎が胸につかない

ケルニッヒ徴候

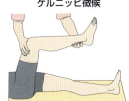

仰臥位で脚を伸ばしたまま挙上しようとしても膝関節が屈折する

介護のポイント

- 髄膜炎が治ってしばらく経ってから、片麻痺やけいれん、難聴、視覚障害、言語障害などの後遺症が現れることがあるので、回復後も日々の状態や行動を注意深く見守る。
- 髄膜炎の後に認知症を発症することがあるため、認知機能障害などがみられたら早めに医療機関を受診する。
- 後遺障害がある場合は、障害の部位や程度に合わせた介助を行う。早期からのリハビリテーションが症状緩和につながるため、無理をしない程度に行う。

2 骨格系の疾患

骨折(こっせつ)

骨にひびが入ったり、折れたりした状態です。高齢者では上肢、脊椎(せきつい)、肋骨、大腿部の骨折が多く、寝たきりの要因ともなります。早めの受診が肝心です。

症状

- 力を加えたりすると患部が強く痛む。
- 関節以外の箇所で曲がったり、異常な曲がり方をする。
- 腫れ、内出血がみられる。

原因

- 転倒、事故などによる外傷がもとになることが多い。
- 骨粗鬆症(こつそしょうしょう)の場合は、ちょっとしたことで骨が折れる。
- 1カ所に力が繰り返しかかることによる疲労骨折。

介護のポイント

- 動かさず、心臓より高い位置に固定して冷やす。
- 骨折が疑われる場合は早めに受診する。
- 処置後は医師の指導のもと早めにリハビリを開始する。

高齢者に起きやすい骨折

 圧迫骨折

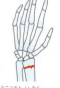 橈骨遠位端骨折(とうこつえんいたん)

治療

- 骨のずれを矯正(きょうせい)後、ギプスなどで固定し安静にする。
- 骨同士をつなぐ手術が必要になる場合もある。
- 超音波やレーザー照射などのリハビリが行われることも。

2 骨格系の疾患　特

後縦靭帯骨化症

脊椎を支える後縦靭帯が骨のように硬くなり、脊髄や周辺の神経を圧迫することで、しびれや運動機能の障害をきたします。

症状

- 上肢のしびれ、首の凝りや痛みから始まる。
- 重くなると下肢に症状が現れ、筋力や知覚が低下、歩行時のけいれんなど運動機能の障害が起こる。

原因

- 原因は不明だが、遺伝的な要素があるともいわれる。
- 日本人に多く、男性は女性の2倍近くの発症率。
- 糖尿病や肥満の場合も起こりやすい。

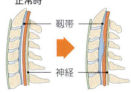

後縦靭帯骨化症のメカニズム
正常時
靭帯
神経
背骨を支える靭帯が固くなり、神経を圧迫する

介護のポイント

- 転倒を防止し、首に力や衝撃が加わらないよう注意する。
- 医師の指導のもと、ストレッチを行う。
- 首に負担をかけないよう姿勢に注意する。

治療
- 頸椎の場合は装具で固定する。
- 薬の投与のほか、神経ブロック注射、手術を行うこともある。
- 温熱療法、ストレッチ、リハビリを行う。

2 骨格系の疾患　高　特

骨粗鬆症
（こつそしょうしょう）

加齢などによって骨密度が低下し、骨がもろくなってしまう病気。寝たきりの大きな原因となるので、骨粗鬆症の患者は転倒しないようにすることが非常に重要です。

症状

- 腰痛や背中の痛みが出ることがある。
- 脊椎（せきつい）がつぶれ、背が丸くなる。
- 転倒時などに太ももの上部、腕などを骨折しやすくなる。
- くしゃみなどちょっとしたことで肋骨などが骨折する。

早期発見のサイン
普段から骨密度を測っておき、年齢による変化に注意する。

原因

- 加齢による骨密度の低下。
- 何らかの原因で骨代謝（骨を壊し、新しく再生するしくみ）がうまくいかなくなる。
- 閉経による女性ホルモンの低下が原因で、骨代謝が乱れることも多い。

覚えておきたい予防策
カルシウム、マグネシウム、ビタミンD、たんぱく質など、骨の形成にかかわる栄養を十分にとることが重要。骨や筋肉の量を維持、増加するために、ウォーキングなど適度な運動を行う。

介護のポイント

- 転倒を避けることが何より重要。本人が注意するほか、周囲を整理整頓し、つまずかないような環境を整える。
- カルシウムなどの骨形成にかかわる栄養素を十分にとる。
- 散歩など、骨に負担のかからない運動を適度に行う。
- 背中の痛みや姿勢の変化などに注意し、骨折の疑いがある場合はすぐに受診する。

検査と診断

【骨密度測定・問診】
骨密度測定器により脊椎（せきつい）・大腿骨（だいたいこつ）・かかとの骨、手指の骨などを測定するほか、レントゲンも用いて骨の変形などを調べる。

治療
- 骨代謝のバランスを整える薬剤や栄養剤を投与する。
- 骨密度を維持するための運動。
- 血流を促し、痛みを和らげるために超音波療法、温熱療法を行う場合も。

正常な骨密度と骨粗鬆症の骨密度

骨粗鬆症の骨では、正常な骨に比べ「す」が入ったようになり、スカスカになる。

正常な骨　　　　骨粗鬆症の骨

2 骨格系の疾患 特

関節リウマチ
かんせつ

全身のさまざまな関節が炎症を起こし、痛みや腫れ、変形が生じる自己免疫疾患です。30～40歳代の女性に多く発症します。

症状

- 起床時、手足の指の関節がこわばる。
- 初期には手足や指など小さな関節が痛み、進行すると手首、肘、膝など大きな関節が痛むようになる。
- 微熱、倦怠感、食欲の低下などが起こる。
- 悪化すると、関節がスワンネック変形、ボタンホール変形といった特有の形に変形する。
- 皮膚や内臓に血管の炎症がみられる場合は、その部位の痛みや壊死などをきたす。

早期発見のサイン
左右対称に痛みが現れるのが特徴。また、朝のこわばりが1時間以上続く場合は受診する。

原因

- 免疫系が異常に働き、自分の細胞などを攻撃してしまう原因不明の自己免疫疾患のひとつ。
- 男女の発症率は1対4と、圧倒的に女性に多い病気だが理由はわかっていない。

介護のポイント

- 関節の可動域や、どのように動かすと痛むかなどを把握して、姿勢や普段の動作のケアをする。

- 動かさないとそれだけ可動域が狭まるため、無理のない範囲で関節を動かすようにする。
- 体を温めると軽減する場合があるため、入浴や足浴、手浴などを取り入れる。
- 天候が症状に影響するため、天気の悪い日は散歩を避けるなど、天候に応じた配慮をする。

検査と診断

【血液検査】
血液検査により、白血球・血小板の増加、CRP（炎症の度合い）の上昇などを調べる。X線、CT、MRIなどで関節の変形を調べることもある。

治療

- 抗リウマチ薬、ステロイド薬、抗炎症薬などで炎症や骨の破壊を抑制する。
- リハビリによって可動域や筋力をできるだけ維持する。
- 関節の変形がひどい場合は関節再建手術を行う。

関節リウマチによって生じる変形

炎症のため腫れたり、特有の形に変形し、そのまま固まってしまう。

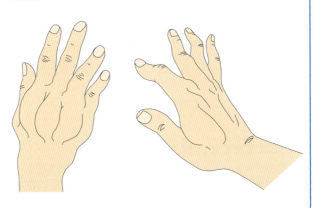

2 骨格系の疾患　　高　特

変形性関節症
へんけいせいかんせつしょう

主に加齢が原因で、膝や股関節といった関節の軟骨がすり減り、変形してしまう病気。関節内に水が溜まって腫れたり、痛みが起こります。

症状

- 初期には、立ち上がったときや歩き始めに痛みが起こる。股関節の場合、脚の付け根が痛み、膝関節の場合は、膝の痛みが起こる。
- 進行すると歩行しただけで痛むようになり、階段の上り下りや正座がしにくくなる。
- 関節に水が溜まる。
- 関節が変形し、悪化すると O 脚になる。

早期発見のサイン
痛みや動かしにくさを感じたときには早めに受診をする。

原因

- 骨と骨の間でクッションの役割をしている関節の軟骨が加齢によってすり減り、骨に大きな負担がかかることで、骨が変形したり、関節の周囲に炎症を起こしたりする。
- 筋力が弱い場合や、肥満の場合は関節への負担が大きくなるため、軟骨がすり減りやすくなる。
- 激しいスポーツなども関節に負担をかけるため、原因となることがある。

覚えておきたい予防策
膝関節の場合、運動をして大腿四頭筋の筋力の低下を防ぐこと。肥満を予防するのにも役立つ。また、クッション性が高く、膝や股関節に無理をかけない靴を選ぶ。

介護のポイント

- 関節に負担のかかる長時間の歩行や階段の上り下り、正座などの姿勢はなるべく避ける。
- 温めると血行がよくなり、痛みが緩和する場合があるので、入浴や温湿布などを適宜行う。関節を冷やさないようにするのも重要。
- 軽い散歩や、医師の指導のもと、筋力トレーニングを行い、筋力の維持を図る。
- 食事療法などで肥満を改善する。

 ## 検査と診断

【画像検査・触診】
触診で関節可動域や歩行能力などを検査した後、X線やMRIなどの画像検査によって関節の状態を調べる。

治療

- 軟骨の保護や潤滑、消炎のために、関節内にヒアルロン酸やステロイド薬を注射する。
- 消炎鎮痛のために塗り薬、湿布、飲み薬を処方する。
- 痛みや変形が強い場合は人工関節手術を行う。

変形性膝関節症のメカニズム

クッションの役割を果たしている軟骨がすり減って、骨の変形や軟骨周囲に炎症を起こす。

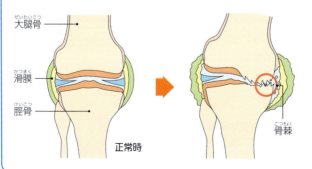

2 骨格系の疾患

脊柱管狭窄症(せきちゅうかんきょうさくしょう)

背骨にある脊柱管(せきちゅうかん)が狭くなり、中を通っている神経を圧迫して痛みやしびれを引き起こします。腰に起こることが多く、また50歳代以上で多く発症します。

症状

- 間欠性跛行(かんけつせいはこう)(長く歩くと痛み、しばらく休むと歩ける)が起こる。
- 腰痛、下肢の痛みやしびれが起こる。

原因

- 先天性と後天性があり、後天性では、脊柱管(せきちゅうかん)が上下にずれる「すべり症」や椎間板(ついかんばん)ヘルニアが原因となる。
- 加齢などで骨が肥大したり変形したりする。

脊柱管狭窄症のメカニズム
脊椎の神経が通っている脊柱管が変形して狭くなり、神経を圧迫する

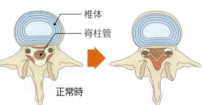

介護のポイント

- 転倒しやすくなるため、歩行時などには注意が必要。歩行器などを使用するとよい。
- 普段の姿勢で背骨に負担をかけないようにする。

治療
- 鎮痛消炎薬や血管拡張薬などの薬物を投与する。
- 温熱療法、運動療法、装具装着、神経ブロックなどの保存療法で改善がみられない場合は手術を行う。

2 骨格系の疾患

椎間板ヘルニア

背骨の間にあってクッションの役割をする椎間板が飛び出して、背骨の神経を圧迫する病気。腰痛や下肢のしびれが起こります。

症状

- 腰痛や、患部と異なる下肢の痛みとして現れる。
- 進行すると下肢のしびれ、筋力低下が起こる。
- 首や背中に痛みが起こる場合もある。

原因

- 運動、姿勢、仕事などの長期的な習慣が椎間板に負担をかけ、ある日突然痛みとなって現れる。
- 荷物を持ち上げる際など、背骨に負担がかかる動作によって引き起こされることが多い。

椎間板ヘルニアのメカニズム

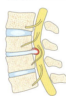

椎間板が変形して飛び出し、神経に触れて痛みを引き起こす

介護のポイント

- 腰に負担をかける姿勢や動作を避ける。
- 再発しやすいため、治療後もストレッチを行う。肥満を改善し、筋力をつけて椎間板の負担を軽減する。

治療
- 痛みを抑える薬物を投与したり、ストレッチ、体操などを行う。
- 効果がみられない場合はレーザー治療や切開、内視鏡などによる手術を行う。

3 感覚器・咀嚼器系の疾患

老人性難聴（ろうじんせいなんちょう）

加齢に伴い進行する難聴で、音が小さくゆがんで聞こえます。両耳で起こり、左右の耳で聞こえの程度に差はありません。聞こえ方は個人差が大きいとされています。

症状

- 高い音が聞き取りにくいところから聴力の低下が始まり、徐々に会話や低い音も聞き取りにくくなっていく。
- 寝ているときに耳鳴りがする。初期は耳鳴りだけのこともある。
- 相手の言葉の意味を理解できずに何度も聞き返したり、呼びかけに応えなかったりする。

原因

- 加齢によって内耳（ないじ）にある有毛細胞が変化し、音を感知したり、脳へ情報として伝えたりといったことができなくなる。
- 脳が老化し、音や声を意味のあるものとしてうまく捉えられなくなる。

介護のポイント

- 正面から低めの声でゆっくり話しかける。
- 表情やジェスチャーなど、音以外の情報も交えながら話す。
- 本人の話にゆったりと耳を傾け、急かさない。
- 重要なことはメモに取り、よく見える位置に貼る。
- 進行したら補聴器の装用を考慮する。

補聴器（耳掛け型）

治療

- 生理的現象のため、治療方法はない。補聴器で対応する。

白内障
（はくないしょう）

眼にとってレンズの役割を果たしている水晶体が、徐々に濁ってくる疾患です。視力が低下し、眼に映るものが白くかすんだり、ぼやけて見えたりします。

症状

- 霞がかかったように視界が白濁する。
- 遠くでも近くでも見えにくい。
- 二重三重にダブって見える。
- 光をまぶしく感じる。

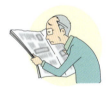
眼がかすんでぼやける

明るくなくてもまぶしく感じる

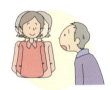
二重三重にダブって見える

原因

- 加齢による水晶体の白濁。
- 眼に衝撃を受けたり、物が刺さったりなどの外傷。
- 頭部への放射線治療、糖尿病やアトピーなどの疾患。

介護のポイント

- 細菌が入らないよう、眼を手でこすったり触ったりさせない。
- 転ばないよう、床などの段差は目立たせる。
- できるだけ物の配置は変えず、変えた場合は伝える。
- 手術後に眼痛などがある場合は早めに受診する。また、定期検診の受診をサポートする。

3 感覚器・咀嚼器系の疾患

緑内障
りょくないしょう

眼球内の圧力が異常に高くなることで発症するタイプが主ですが、眼圧の上昇しないタイプもあります。視神経が損傷を受け、視覚障害を引き起こします。

症状

- 初期症状は、かすみ目や眼精疲労など。
- 視野が少しずつ狭くなる。
- 急性緑内障発作の場合は激しい眼痛や頭痛、吐き気や視力低下などがある。その場合はすぐに眼科を受診し、眼圧を下げる。

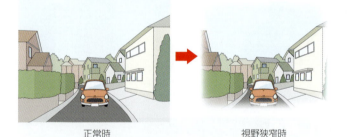

正常時　　　　　　　　　視野狭窄時

原因

- 遺伝的要素や強い近視、糖尿病、加齢。
- 心身の疲労や過労、暴飲暴食、長時間の読書など。

介護のポイント

- 視野が狭くなっているようであれば、正面から話しかける。
- 見えないことでストレスをためがちなので、その点に配慮する。
- 決められた時間と量で、薬の内服・点眼ができるよう介助する。

3 感覚器・咀嚼器系の疾患　高

加齢黄斑変性症

加齢に伴って網膜の中心にある黄斑部に異常が起こり、視力や視野が損なわれる病気です。主に高齢者にみられる失明原因のひとつであり、近年増加しています。

症状

- 視野の中心部がゆがむ・暗くなる・欠けて見える。
- 急激に視力が低下する。
- 片目に症状が出たら両目とも発症している可能性がある。
- 症状が進行すると、色がわからなくなる。
- ゆっくり進行し重症には至らない「萎縮型」と、急速に視力障害を起こし失明の可能性もある「滲出型」がある。

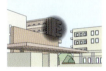
視野の中心部が見えにくくなる

原因

- 網膜の中心にある黄斑の加齢に伴うダメージ。
- 高血圧や心臓病、過度の喫煙や栄養不足との関連、テレビやパソコンによる影響も報告されている。

介護のポイント

- サングラスを使用し、日光から眼を守る。
- 強いストレスを感じると症状が進行するので注意する。
- 亜鉛やビタミンを多めに摂取する。
- 禁煙に向けてのサポートをする。

治療
- レーザー治療のほか、VEGF阻害薬の注射による薬物治療などを行う。

3 感覚器・咀嚼器系の疾患

流行性角結膜炎
（りゅうこうせいかくけつまくえん）

主に手を介して感染する伝染性の結膜炎で、「はやりめ」ともいわれています。感染力が強く、あっという間に大流行することもあるため、院内感染の原因にもなります。

症状

- 眼の充血、目やに、かゆみ、ゴロゴロとした異物感、流涙。
- まぶたの腫れ。
- 眼痛や異常なほどのまぶしさを感じる。
- 悪化すると結膜にぶつぶつができたり、視力障害が起きる。
- 潜伏期間は1～10日。通常は2～3週間程度で治るが、重症化すると視覚障害を起こすこともある。

原因

- アデノウイルスにより、目やにや涙を拭き取ったタオル、手などを介して感染する。

介護のポイント

- 感染力が強いため、石けんによる手洗いやアルコール消毒を徹底して行う。
- 点眼介助の際は手袋をするか、点眼の前後に手洗いをする。
- 洗面用具やタオルなどを共用しない。

流行性角結膜炎の注意点

・手をよく洗う
・前髪が目に入らないようにする
・タオルは専用のものを使う

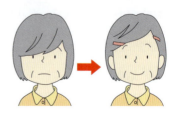

メニエール病

ぐるぐる回るような強いめまいを特徴とする内耳の病気です。耳鳴りや難聴といった症状もあり、めまいや聞こえの症状のみの場合はこの病気ではありません。

症状

- 回転性の強いめまいを繰り返す。
- 耳の閉塞感、耳鳴り、難聴、突然の吐き気、嘔吐、冷や汗、動悸、頻脈などの症状を伴う。

原因

- リンパ液が過剰に分泌され内耳圧が上昇することで、めまいの原因になる。ストレスや寝不足などによる疲労、塩分過多な食生活などが関係しているといわれている。
- 血管異常説、自律神経障害説、代謝障害説、感染説、アレルギー説など諸説あり。

症状が現れる原因

仕事や家庭での強いストレス、寝不足、塩分の多い食事は、メニエール病を引き起こす原因になりうる

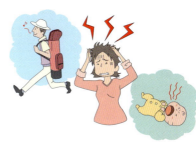

介護のポイント

- めまいは数時間続くため、静かな場所で安静に過ごす。
- 瞳孔が過敏になるため、部屋を暗くして外的刺激を減らす。
- 激しい頭痛や手足のしびれを伴う場合は、脳の障害などが疑われる。

3 感覚器・咀嚼器系の疾患

う歯

「う歯」とは、虫歯のことです。口の中の細菌が酸によって歯のエナメル質や象牙質を溶かすことを「う蝕」といい、う歯とはう蝕された歯のことを指します。

症状

- 冷たいものがしみることがある。
- 歯のエナメル質だけが溶けている場合には痛みはないが、象牙質まで溶けていると歯の痛みがある。さらに歯髄まで溶けていると、痛みは激しくなる。

介護のポイント

- 歯磨き・うがいが困難な場合はスポンジブラシや口腔ケア用ウエットティッシュを使って、口の中を清拭する。
- カルシウムやリン、ビタミン類を積極的に摂り、糖分の摂りすぎに気を付ける。
- ストレスを感じさせないよう生活環境などを整える。
- フッ素入り歯磨剤を使など十分な口腔ケアをする。
- 歯科医師による外科治療、義歯の装着など。

う歯の進行

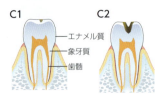

C1　病変はエナメル質にとどまっているため無症状

C2　病変が象牙質まで達しているため、違和感や刺激痛がある

C3　歯髄まで病変が到達しているため、激しい痛みがある

C4　歯冠部は崩壊し、歯根だけが残っている。痛みはないが、重度の炎症が起こることも

歯周病

歯周組織を侵す疾患の総称で、「歯肉炎」と「歯周炎」の2つに大別されます。歯を失う原因になるほか、細菌が血管をめぐり全身に悪影響を及ぼすこともあります。

症状

- 歯茎がむずがゆい感じや歯が浮いた感じなど、違和感がある。
- 歯茎が腫れて痛い、歯磨きの際に出血や膿が出る。
- 口臭が気になる。
- 歯のぐらつきが起こり、ついには歯を失うこともある。

原因

- 歯周ポケット(歯と歯肉の境目)の清掃が行き届いていないと、歯垢(プラーク)の中の細菌が歯肉に作用し炎症を起こし、歯を溶かす。
- 取りきれていない歯垢は歯石化し、歯周病をさらに進行させる。
- 内分泌異常(糖尿病)、先天的に歯周組織が弱い。
- かみ合わせが悪かったり、唾液の分泌量が少ないとなりやすい。
- 糖分の過剰摂取。

介護のポイント

- 丁寧なブラッシングで歯垢をためない。
- 歯科での定期的な歯石の除去。

歯周病の進行
重度になるにつれ、歯茎の腫れや出血、歯のぐらつきなどの症状が悪化する

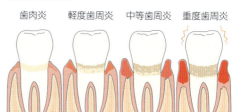

歯肉炎　軽度歯周炎　中等歯周炎　重度歯周炎

4 循環器系の疾患

高血圧
（こうけつあつ）

安静時の血圧が、基準値よりも高くなる状態です。高血圧が続くと動脈硬化が進展し、脳血管疾患や心臓疾患、腎疾患のリスクが高まります。

症状

- 軽度の場合、自覚症状はほとんどない。
- 進行すると、頭痛、めまい、肩こり、ふらつき、耳鳴りなどが起こる。

早期発見のサイン
健康診断を受け、血圧を測定する。家庭で血圧測定を行う。高血圧であれば無症状であっても医療機関に相談する。家庭で測定する場合には、朝（起床後1時間以内・食前・排尿後）と夜（就寝前）の2回測定し、その平均値をとる。

原因

- 原因がはっきりしない本態性高血圧は、肥満やストレス、塩分やアルコールの過剰摂取などの生活習慣、加齢、遺伝などが関係しているといわれる。日本人の高血圧の約90％は本態性高血圧である。
- 二次性高血圧は、腎臓や甲状腺（こうじょうせん）の疾患などが原因となって発症する。

覚えておきたい予防策
- 食生活、運動、禁煙、節酒など生活習慣を改善する。
- 肥満の解消に努める。
- 朝と夜の血圧測定を習慣化する。

介護のポイント

- 室内外やトイレ、入浴時などの急激な温度変化を避ける。
- 服薬管理をしっかり行う。
- 塩分制限やカロリー制限、禁煙、節酒を守っているかチェック。
- 毎日一定の時間に血圧測定と体重測定を行う。
- 可能であれば適度な運動を勧める。

 ## 検査と診断

【血圧測定】

血圧を測定し、基準値と照らし合わせる。日本高血圧学会の基準では、収縮期血圧(最高血圧)／拡張期血圧(最低血圧)のどちらか一方または両方が140/90mmHg以上の場合に、高血圧と診断される。

 ### 治療

- 二次性高血圧であるかどうかをチェックし、該当する場合は原因疾患の治療を行う。
- 非薬物療法では、食生活や運動など生活習慣を見直す。塩分は日本高血圧学会による減塩目標値の1日6g未満を目標にする。
- 薬物治療では、降圧薬による治療を行う。

高血圧の介護ポイント

温度調整

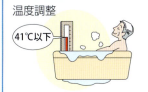

塩分制限

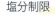
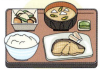

適度な運動

禁煙

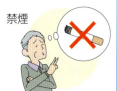

4 循環器系の疾患

低血圧(ていけつあつ)

血圧が正常よりも低い状態のこと。WHOによる世界共通の基準値は、収縮期血圧が100mmHg以下、拡張期血圧60mmHg以下となっています。

症状

- 本態性低血圧では、全身倦怠感(けんたいかん)、不眠、寝起きが悪い、疲れやすい、肩こり、頭痛、腹部膨満感、吐き気などがみられる。
- 起立性低血圧では、急に立ち上がると血圧が低下し、立ちくらみ、めまい、失神などが現れる。
- 症候性低血圧では、原因疾患によって、脱水や心機能の低下、重度の不整脈、敗血症性ショックなどが起こる。

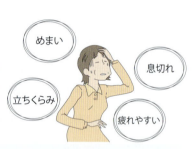

原因

- 体質などの原因不明の場合(本態性)。
- 急に立ち上がることによる血圧の急激な低下(起立性)。
- 自立神経や心血管系、血液の異常、ホルモンバランスの崩れ(症候性)。
- 栄養不足、ストレス、不規則な生活など。

介護のポイント

- 立ちくらみやめまいがある場合は、転倒などに注意が必要。日常の動作や表情をしっかり観察する。

4 循環器系の疾患　高

狭心症
きょうしんしょう

動脈硬化などにより冠動脈が狭くなって血流が悪化し、心筋が一時的に酸素不足の状態になる疾患です。心筋梗塞とあわせて虚血性心疾患と呼ばれます。

症状

- 胸部が圧迫される感じや締めつけられる感じがある。
- 胸痛が数秒〜5分間ほど持続する。
- 心拍数の増加、左肩や左腕の痛み、息切れなどがある。

原因

- 高血圧、脂質異常症、糖尿病、肥満、運動不足、加齢、喫煙、ストレスなどに関連するといわれている。

介護のポイント

- ニトログリセリンなどが処方されている場合には、事前に医師や家族と相談のうえ、発作が起こったら投与する。
- 激しい運動は避ける。
- 発作時にはすぐに安静にする。
- 入浴の際の温度差に注意する。
- 生活習慣の改善に努める。

治療

- 薬物治療として、発作時にはニトログリセリンなどを投与する。
- カテーテル治療やバイパス手術を行うことがある。
- 原因となる疾患がある場合には、その治療が必要となる。

経皮吸収型製剤（ニトログリセリンなど）の注意点

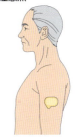

・貼付する部位をタオルで拭き、清潔にする
・毎日使用する際はかぶれないように貼付する場所を変える

4 循環器系の疾患　　高

心筋梗塞（しんきんこうそく）

心臓に栄養や酸素を送る冠動脈が完全に詰まり、心筋の一部に壊死が起こる状態です。狭心症とあわせて虚血性心疾患といわれています。

症状
- 不安感や恐怖感、冷や汗を伴う強い胸痛が 20 分以上続く。
- 呼吸困難、発熱、吐き気、嘔吐などを伴うことがある。
- 重症になると死亡することもある。
- 高齢者や糖尿病患者では、無症状の場合もある。

原因
- 血管の内膜面にコレステロールが溜まって塊となった粥腫が崩れ、冠動脈をふさぐことで起こる。
- 高血圧や糖尿病などによって、血管壁が傷つくことで粥腫ができやすくなる。

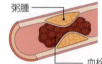

心筋梗塞の血管断面図（粥腫／血栓）

介護のポイント
- 絶対安静にする。
- 要介護者に狭心症の既往歴がある場合、上記の心筋梗塞の症状に注意する。
- 食事は腹八分目にする、塩分の取りすぎに注意するなど生活習慣を改善する。
- 入浴などの際の温度差に注意する。

治療
- 血栓溶解薬を投与する。
- カテーテル治療やバイパス手術を行う。
- 禁酒、禁煙、肥満の解消などの生活習慣改善指導を行う。

4 循環器系の疾患 　高

不整脈
ふせいみゃく

規則的な心臓の拍動のリズムが不規則になる状態です。不整脈には大きく分けて、脈拍が異常に速くなる頻脈性と遅くなる徐脈性などがあります。

症状

- 頻脈性不整脈（脈拍数 100 回以上／分）では、動悸やめまいが起こる、意識が遠くなる、胸が苦しくなる。
- 徐脈性不整脈（脈拍数 60 回以下／分）では、疲れやすい、息切れがする、意識を失う。軽度の場合は自覚症状がない場合もある。

原因

- 心筋梗塞、心筋症、心臓弁膜症などの心臓疾患によって起こることが多い。
- 甲状腺疾患、リウマチ熱などが原因となる場合もある。
- 疾患に関係なく、加齢、体質、ストレス、睡眠不足、疲労などにも関連する。

介護のポイント

- めまいが起こったり意識が消失したりすることもあるため、転倒に注意する。
- 薬の飲み忘れがないか確認する。
- 脈拍を測定し、脈が飛ぶ、左右差があるときには主治医に報告する。

治療
- 抗不整脈薬などによる薬物療法を行う。
- 頻脈性ではカテーテルアブレーション、徐脈性では心臓ペースメーカーによる治療が行われることもある。

4 循環器系の疾患

閉塞性動脈硬化症(ASO)

動脈硬化によって血管が狭くなったり詰まったりすることにより、血流障害が起こる疾患です。高齢の男性に多く、主に下肢にみられます。

症状

- 初期では自覚症状がない、または足のしびれや冷感、痛みが生じる。
- 中期では歩行時に足の痛みがあるが、休むとまた歩けるようになる「間欠性跛行」が起こる。
- 症状が進むと安静時にも痛みが出現する。
- 後期では足の外傷をきっかけに潰瘍ができたり、壊死が生じたりするようになる。

原因

- 動脈硬化を引き起こす高血圧や脂質異常症、糖尿病、肥満などが危険因子となる。
- 加齢や喫煙、ストレスなどにも関連する。

覚えておきたい予防策
- 食生活を改善する。
- ウォーキングなどの運動を行う。
- 禁煙を厳守する。
- 水分補給を心がける。
- 動脈硬化の原因となる病気の治療を行う。

介護のポイント

- 足にケガをしないように、足の爪を切り、靴下を履く。靴ずれ防止にサイズの合った靴を履く。

- 足を清潔に保ち、足が冷えないようにする。
- 正座や足を組んで座るなど血管を圧迫する姿勢を避ける。
- 禁煙、食生活の改善、適度な運動を実施する。

検査と診断

【血管機能検査】
下肢血圧測定やABI（足の血圧と腕の血圧の差を比較する検査）を行う。
血管エコー、動脈造影、CTアンギオグラフィなども有用。

治療

- 運動療法を行う。
- 抗血小板薬や血管拡張薬などによる薬物療法を行う。
- カテーテル治療により、動脈を拡張する。
- バイパス手術を行うこともある。

ASOの症状（フォンテーン分類　Ⅰ度〜Ⅳ度）

Ⅰ度
無症状・冷感・しびれ感

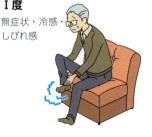

Ⅱ度
間欠性跛行

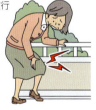

Ⅲ度
安静時疼痛

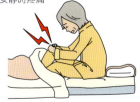

Ⅳ度
潰瘍・懐死

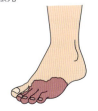

4 循環器系の疾患

心不全

心臓の働きが低下し、全身に必要な血液量を送り出せなくなる状態です。急に症状が現れる急性心不全と、長期にわたり徐々に悪化する慢性心不全があります。

症状

- 肺にうっ血が起こると、むくみ、息切れ、動悸、腹部の膨満感、喘鳴、咳などの症状が現れる。
- 心拍出量の低下により、全身倦怠感、疲れやすさ、息切れ、頻脈、尿量の減少などが出現する。重症化すると、意識障害、無尿、血圧低下などが起こる。

早期発見のサイン
むくみや倦怠感、息切れ、不快感など、通常ではみられない症状があれば、医療機関に相談する。

原因

- 心筋梗塞、心臓弁膜症、心膜炎などの心臓疾患や、不整脈によって起こる。
- 心臓の疾患以外では、呼吸器疾患、糖尿病、甲状腺疾患、ウイルス感染症、高血圧症が原因となることもある。
- 貧血、激しい運動や過度の労働、アルコールや薬物中毒なども関連するといわれている。

覚えておきたい予防策
- 塩分制限や節酒を心がける。
- 禁煙を徹底させる。
- 肥満を防止する。

介護のポイント

- 医師に相談のうえ、心臓の負担にならないような軽い運動を勧める。
- 水分や塩分の制限についても医師に確認し、しっかり管理する。
- 慢性心不全の場合は薬の服用管理を行う。
- 呼吸が楽になるように上半身を起こす(起座呼吸)。

 ## 検査と診断

【画像検査・超音波検査】
胸部X線検査、心電図検査、心臓の超音波検査、MRIなどに加え、心臓カテーテル検査では血管の圧力などを測定。血液検査ではBNP(脳性ナトリウム利尿ペプチド)の濃度を調べる。

治療
- 急性心不全では救命措置を行う。
- 安静を心がける。
- 酵素療法や、利尿薬、強心薬などによる薬物療法を行う。

日常生活での注意点

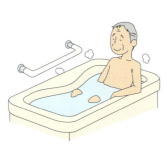

入浴はぬるま湯で(40〜41℃)、お湯は胸の高さまで

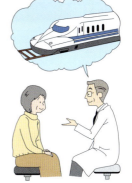

長距離移動は医師に相談して決める

4 循環器系の疾患

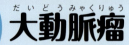
大動脈瘤
だいどうみゃくりゅう

中高年の男性に多くみられ、大動脈の一部の壁が薄くなり、瘤（こぶ）のようにふくれた状態です。破裂すると緊急手術が必要になり、死亡する危険性も高くなります。

症状

- 破裂前は自覚症状がないことが多い。
- 破裂後は、病変部位により激しい胸痛や腹痛、腰痛、呼吸困難、嚥下障害、血圧低下、意識消失などが起こる。
- 腹部の大動脈瘤の場合は、触れると拍動を感じることがある。

早期発見のサイン

破裂するまで無症状であることが多いため、違和感や圧迫感がある場合は、早めに医療機関を受診する。60歳以上で発病率が高くなるので、定期的に検査を受ける。

原因

- 主な原因は、加齢、高血圧、脂質異常症などによる動脈硬化である。
- 感染症、炎症、家族歴（遺伝性）、外傷、狭心症や心筋梗塞などの心臓血管病も要因となる。
- 喫煙は腹部の瘤の拡大、破裂を促すといわれている。

覚えておきたい予防策
- 高血圧や脂質異常症、糖尿病などの患者には適切な治療を行い、動脈硬化を予防する。
- 喫煙も危険因子となるので禁煙する。
- 室内外や入浴時などの温度差に注意する。
- 十分な睡眠と休養を心がける。

介護のポイント

- 温度や食事などに注意して、血圧をしっかりコントロールする。
- 経過観察中の要介護者には、降圧薬の服用を徹底させる。
- 瘤の大きさを調べるため、医療機関で定期検診をする。
- 急激な胸痛や腹痛がみられる場合、主治医に連絡する。救急要請が必要になることもある。

 ## 検査と診断

【画像検査】
胸部X線検査、超音波検査、CT、CTA（CT血管造影）、MRI、MRA（磁気共鳴血管造影）などを行う。

治療
- 瘤の大きさにより、降圧薬による血圧管理で拡張速度を遅らせる。破裂の予防になることもある。
- 入院日数が少なく体への負担が少ない、ステントグラフト治療を行う。
- 体への負担は大きいが確実性の高い、開腹や開胸による人工血管置換術を行う。

大動脈瘤の種類

動脈硬化などにより大動脈の壁が薄くなり、高血圧の人は血管に圧がかかりやすい。だんだん膨らんで、血圧によって瘤状に飛び出す

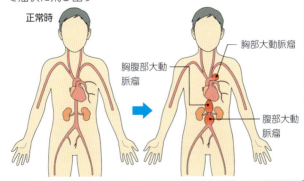

正常時／胸部大動脈瘤／胸腹部大動脈瘤／腹部大動脈瘤

4 循環器系の疾患

静脈血栓塞栓症

下肢などの深い部分の静脈に血栓ができる深部静脈血栓症と、その血栓が剥がれて血管を流れ、肺動脈を詰まらせる肺血栓塞栓症（エコノミークラス症候群）があります。

症状

- 血栓により、腫れ、むくみ、疼痛、皮膚の変色、発赤、熱感、硬結などがみられる。
- 深部に血栓ができた場合には、無症状のこともある。
- 肺血栓塞栓症では、呼吸困難、胸痛、冷や汗、血痰、血圧低下などが現れ、死亡することもある。

早期発見のサイン

術後や寝たきり、または長時間同じ姿勢を続けた場合、血栓ができやすくなるので、上記の症状があるかどうか注意する。下肢の腫れ、発赤、疼痛、胸痛、呼吸困難が起こったら、すぐに病院で診察を受ける。緊急を要する場合は救急車を呼ぶ。

原因

- 術後の安静時や長期間の臥床時など、静脈の血液の流れが停滞する場合に起こりやすい。
- 脱水、加齢、外傷、妊娠、薬の服用などでも、血液が濃くなり血栓ができやすくなる。

覚えておきたい予防策
- 長時間同じ姿勢を取らず、足を動かすなど適度な運動を行う。
- 十分な水分補給を行う。
- 弾性ストッキングを着用する。

介護のポイント

- 寝たきりの要介護者は、下肢に血栓が生じる可能性が大きいため、予防として体位変換時などに、足首から膝の方向への軽いふくらはぎのマッサージや足首の屈伸運動、下肢の位置を高くする。
- 脱水症状にならないよう、適宜水分補給を心がける。
- 下肢の冷えを防ぐ。
- 可能な範囲で歩く、足の筋肉を動かすなど、血液循環をよくする。

検査と診断

【画像検査】
肺動脈造影、造影CT、心電図、心エコー、胸部X線検査などに加え、血液ガス分圧を行う。

治療
- 患肢を高く上げて血流を保持し、弾性包帯などを使用する。
- 抗凝固薬や血栓溶解薬の投与、カテーテルによる血栓の除去、緊急外科的手術（肺塞栓症の場合）などを行う。

血栓を予防するための足の運動

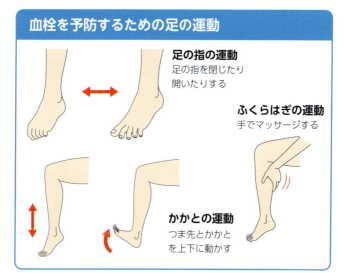

足の指の運動
足の指を閉じたり開いたりする

ふくらはぎの運動
手でマッサージする

かかとの運動
つま先とかかとを上下に動かす

5 呼吸器系の疾患　高

肺炎（はいえん）

肺炎は肺の炎症性疾患の総称です。加齢に伴い重症化しやすく、死因第3位で、約95％が65歳以上の高齢者です。疑いがあれば早期の受診が必要となります。

症状

- 発熱や悪寒、発汗、全身の倦怠感。
- 胸の痛みを伴う激しい咳、呼吸困難、喀痰。
- 頭痛、頻脈、食欲不振。
- 悪化すると死に至る場合もある。

早期発見のサイン

激しい咳や高熱が5日以上続いたり、鼻が詰まっていないのに呼吸が苦しいといった症状がある場合は、肺炎を疑いましょう。高齢者の場合は、微熱が続く、なんとなく元気がない、食欲がないなどの症状だけでも、気になる症状がある場合は受診する。

原因

- 感染性の場合は、肺炎球菌（細菌）、マイコプラズマ（微生物）、ウイルス、真菌（カビ）などによる感染。
- 機械的肺炎の場合は、誤嚥や閉塞。
- ※高齢者に多い「誤嚥性肺炎」は、飲み込みがうまくいかず、口の中に常在する菌が気管から肺に入ってしまうことで発症する。
- 肺炎になる前から、気管支喘息や肺気腫などの肺疾患がある。

覚えておきたい予防策

口の中を清潔にするほか、飲食の際は上体を起こして誤嚥の予防をする。国は2014（平成26）年10月から65歳以上の高齢者に肺炎球菌ワクチンを推奨している。

介護のポイント

- 楽な姿勢がとれるようサポートする。
- 普段から口の中や嚥下の状態を観察し、把握しておく。毎食後の歯磨きなどで口の中を清潔に保ち、細菌の繁殖を防ぐ。
- 脱水症状にならないよう、水分を補給する。
- 高齢者は嚥下力（飲み込む力）が衰えているため、食事の際は上体を起こしてやや前かがみにし、飲み込みをサポートする。
- むせているときには、無理に水を飲ませない。

 ## 検査と診断

【画像検査・喀痰検査】
胸部X線やCTで検査し、肺の炎症を確認し、喀痰検査で原因となった病原体を特定する。炎症所見や全身状態の確認は血液検査を行う。

 ## 治療

- 原因となった病原体を特定し、抗菌薬や抗ウイルス薬を投与する。
- 痰を出しやすくするため、去痰薬を服用する。
- 痛みのひどい場合は鎮痛薬などを投与。
- 脱水症状や栄養状態の低下がみられる場合は点滴を行う。

誤嚥予防のためのトレーニング

誤嚥予防トレーニング
①口を開けて舌を出し入れする
②舌先を左右に振り、口角につくよう動かす

唾液腺トレーニング
①頬の後ろから前に半円を描くようにマッサージする
②顎の内側をエラから顎の先に向かって刺激する
③両手の親指で顎先の内側をゆっくりと突き上げる

5 呼吸器系の疾患

インフルエンザ

例年12～3月に流行するのは、ウイルス性の季節性インフルエンザです。38℃以上の発熱や頭痛、関節痛、全身の倦怠感(けんたいかん)などの症状が突然現れます。

症状

- 突然、38℃以上の高熱が出る（微熱のみの場合もある）。
- 悪寒、頭痛、関節痛、筋肉痛、全身の倦怠感(けんたいかん)などの症状がある。
- 喉の痛みや鼻汁、鼻づまり、咳、痰などの気道症状。
- 腹痛、嘔吐(おうと)、下痢(げり)などの胃腸症状が現れる場合もある。
- 高齢者や何らかの慢性疾患を持つ人は、肺炎を伴うなど重症化することもある。

早期発見のサイン

インフルエンザの流行シーズンになったら、流行情報に注意する。また、高熱や全身の倦怠感などインフルエンザと思われる症状が現れたら、医療機関を受診したり、自治体の窓口に相談したりといった対処を。

原因

- 咳やくしゃみなどの飛沫(ひまつ)による感染。
- 要介護者が接触したものを介しての接触感染や空気感染も。
- 新型インフルエンザは、人間から人間へと感染する季節性インフルエンザとは異なり、鳥や豚などのウイルスにより感染する。

覚えておきたい予防策

手洗いやアルコール製剤による手の消毒。うがい、マスクの着用を心がける。部屋はこまめな換気をしたうえで、湿度を50～60％に保つ。規則正しい生活とバランスの取れた食事を心がける。

介護のポイント

- インフルエンザ確定のための検査は、発熱後すぐでは正しい結果が出ずに偽陰性となりやすいので注意する。
- 安静にし、睡眠を十分にとる。
- 発熱、下痢、嘔吐などにより脱水症になる可能性があるため、十分な量の水分を補給する。
- 周囲の人にうつさないようマスクを着用し、繁華街など人の多い場所への外出は避ける。

検査と診断

【インフルエンザの検査】
迅速抗原因検出キットで検査。ただし発熱後すぐの検査では、感染していても陽性反応が出ない可能性がある。

治療
- 「タミフル®」「リレンザ®」「イナビル®」など、抗インフルエンザ薬の投与（発症から48時間以内）。
- 痛みや熱がひどい場合は解熱鎮痛薬を投与する。

インフルエンザの予防策と介護者の注意点

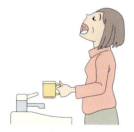

アルコール消毒や十分な手洗いで手指を清潔にするほか、うがいなどを行い、予防を徹底する

感染予防のため、要介護者だけでなく、介護者もマスクを着用する

5 呼吸器系の疾患 　高　特

慢性閉塞性肺疾患(COPD)
まんせいへいそくせいはいしっかん　シーオーピーディー

たばこの煙などの有害物質を長い間吸い込み続けたことが原因となり、発症します。肺や気管支に炎症が生じる疾患の総称で、慢性気管支炎や肺気腫(はいきしゅ)もこれに該当します。

症状

- ちょっとしたことでも息切れする。
- 呼吸困難（動作時、発作時）。
- 慢性の咳や痰。
- 空気が気管を通るたびにゼーゼー、ヒューヒューといった呼吸音がする（体を動かしているときや風邪のときなど）。

早期発見のサイン
ゼーゼー、ビューヒューといった呼吸音や呼吸困難、慢性的な咳や痰がみられた場合は、医療機関に相談する。特に痰の粘りが強くなったり量が増えたりした場合は、早めに受診をする。

原因

- 最大の原因は喫煙だが、受動喫煙によって発症することもある。たばこの煙にはニコチン、タール、一酸化炭素などの有害物質が含まれるが、これらが気管支を傷つけて咳や痰が出たり、気管支が細くなったりする。また、肺胞が破壊され、酸素の取り込みや二酸化炭素の排出などの機能が低下する。
- 大気汚染や化学物質、ほこりなどを多く吸う環境にある。

覚えておきたい予防策
喫煙は大きな要因になるため、禁煙は大事。また、呼吸に関する筋肉を鍛えて呼吸困難や息切れを予防する。たばこの煙や化学物質などを大量に吸入する環境に身を置かない。

介護のポイント

- 筋力の低下を防ぐため、運動を勧める。
- 運動は無理をせず、途中に休みを入れつつ行うよう指導する。また、運動中は息を止めないように、呼吸に注意を払う。その際の呼吸は、口すぼめ呼吸（口笛を吹くように口をすぼめ、ゆっくりと息を吐く）と腹式呼吸（おなかを膨らませながら息を吸う）を組み合わせる。
- COPD患者はカロリーを消費しやすいので、食事で良質な栄養素をしっかり摂るようにする。
- 呼吸リハビリテーションを行う。

 ## 検査と診断

【呼吸機能検査】

スパイロメトリーで閉塞性障害を調べる。基本的には呼吸機能検査で肺活量に関する検査を行い、気道が狭くなっている状態（閉塞性障害）かどうかを診断する。胸部X線や高分解能CTで検査をすることもある。

治療

- 根治的治療方法はないが、悪化を防ぐため気管支拡張薬などで治療を行う。
- 喫煙は呼吸機能の悪化を招くため、禁煙が基本となる。
- 重症度により治療法は異なり、在宅酸素療法（HOT）や換気補助療法、肺を切除する手術などが行われることもある。酸素療法の際は、酸素量が多すぎるとCO_2ナルコーシスになる危険性があるため決まった量を投与すること。

口すぼめ呼吸

細く長く息を吐くことで気管支が広がり、呼吸がしやすくなる。

鼻から息を吸う。

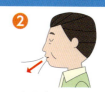

口をすぼめてゆっくりと息を吐き出す。

5 呼吸器系の疾患

肺結核
（はいけっかく）

咳や微熱が続くのが特徴で、早期発見と正しい治療により、ほとんどが治癒するといわれています。結核菌が肺に感染しても、免疫力が十分にあれば発症しない。

症状

- 咳、痰、37.5℃前後の微熱が2週間以上続く。
- 全身の倦怠感があるが、初期は無症状のこともある。
- 重症化すると胸痛や呼吸困難、食欲不振を伴うこともある。
- 肺だけでなく、さまざまな部位に感染・発症する。

原因

- 感染者の咳やくしゃみの飛沫を吸い込むことにより、人から人へと空気感染する。免疫力が落ちていると発症しやすくなる。
- 施設など大勢の人が集まる場での集団感染もある。

肺結核の感染原因
保菌者からの飛沫感染、空気感染でうつる

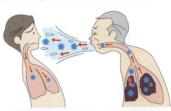

介護のポイント

- 処方された薬をきちんと飲み切るようサポートする。（死滅しなかった菌は耐性菌となる）。

治療
イソニアジド、リファンピシン、ピラジナミド、エタンブトールまたはストレプトマイシンの4種類の薬の投与を行う。

5 呼吸器系の疾患

気管支炎
きかんしえん

気管支に炎症が起こる疾患で、激しい咳と痰が特徴です。急性と慢性に区分されますが、急性気管支炎は主にウイルス感染、慢性気管支炎は喫煙などが発症原因になります。

症状

- 激しい咳や黄色い痰が続き、38℃以上の高熱が出る。
- 食欲不振や全身の倦怠感、胸部不快感などを伴うこともある。
- 慢性の場合は、動作時の息切れや呼吸困難などもある。

原因

- 急性の場合は、アデノウイルスやインフルエンザウイルスなどのウイルスや、肺炎マイコプラズマなどの細菌。
- 慢性の場合は喫煙や受動喫煙、大気汚染やアレルギーなど。
- 呼吸器疾患のある人はウイルスや細菌の感染により発症。

介護のポイント

- ウイルス性は感染するため、介護者も手洗い、うがいをし、マスクを着用。
- 体位ドレナージによる痰の排出を行う。
- 医師の指示通りに服薬や酸素療法が行えているか確認する。
- 呼吸に多くのエネルギーを消耗するため、安静にして十分な水分、栄養、休息を取れるようサポートする。

気管支炎を和らげる生活習慣

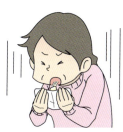

痰を吐き出す習慣をつける

6 消化器系の疾患

胃炎(いえん)

胃炎は、胃の粘膜に炎症が起きた状態です。生活習慣の影響や細菌、ウイルスなどが原因の急性胃炎と、胃への刺激が続いて炎症が慢性化した慢性胃炎があります。

症状

- 急性胃炎の場合、腫れ、ただれ、出血、みぞおちの痛み、膨満感、吐き気、嘔吐などがみられ、下痢や下血を伴うことがある。
- 慢性胃炎の場合、胃もたれや、不快感、食欲不振、胸やけ、膨満感、げっぷなどの症状がみられる。
- 進行すると胃潰瘍や十二指腸潰瘍などを発症することがある。

早期発見のサイン
食欲不振、吐き気、嘔吐、胃もたれや胸やけなどが続くときは胃炎の可能性がある。ただし、高齢者の場合、初期の段階では自覚症状が現れないこともあるため注意が必要。

原因

- 急性胃炎の場合、ストレスや睡眠不足などの不規則な生活、アルコールやカフェインの摂りすぎなどが原因の場合がある。
- アスピリンや抗菌薬など薬の副作用、風邪やインフルエンザなどの感染症、ヘリコバクター・ピロリ菌感染などの原因で、胃炎を発症することがある。

覚えておきたい予防策
規則正しい生活を心がけストレスをためないようにする。アルコールや喫煙は胃の粘膜を傷めるので控える。ヘリコバクター・ピロリ菌に感染している場合は、服薬で除菌すると、慢性胃炎などの予防につながる。

介護のポイント

- 脂肪分の多い食べ物や香辛料などの刺激物を避け、塩分控えめで軟らかく消化の良いものをよく噛んでゆっくり食べる。
- 十分睡眠をとり、喫煙、過度の飲酒やカフェインなど胃の粘膜を刺激するものは避ける。
- 散歩、入浴、テレビなど本人に合ったリラックス法を見つけ、ストレスがたまらないようにする。
- 脱水症状や便秘を防ぐため、十分な水分を摂る。

検査と診断

【上部消化管造影検査】
症状が続く場合は胃バリウム検査とも呼ばれる胃部X線検査や、内視鏡を挿入して調べる胃内視鏡検査を行う。

治療
- 胃酸の分泌を抑えるプロトンポンプ阻害薬やH₂ブロッカーなどの胃酸分泌抑制薬に加え、胃粘膜保護剤、胃の運動機能改善薬などを服用することがある。
- ヘリコバクター・ピロリ菌の感染が確認できる場合は、抗菌薬やプロトンポンプ阻害薬を服用して除菌する。

胃炎の原因

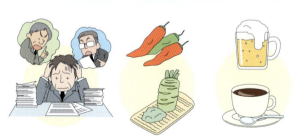

ストレスや刺激の強い飲食物など

6 消化器系の疾患

胃・十二指腸潰瘍

胃・十二指腸潰瘍は、胃酸や消化酵素が胃や十二指腸の粘膜を刺激し、粘膜や壁が傷ついている状態です。傷が深くなり穴が開くと手術が必要です。

症状

- 胃潰瘍は食後、十二指腸潰瘍は空腹時に症状が現れやすく、上腹部の持続的な痛みや胸やけ、膨満感が続く。
- 背中から腰の痛み、呑酸（喉の辺りや口の中が酸っぱい、胃の内容物が逆流する感じ）、食欲不振、吐き気、吐血、下血（黒い便）、貧血などが現れることもある。

早期発見のサイン

胃のもたれや不快感、上腹部や背部などの痛みが長く続く場合は、医療機関を受診する。さらに進行して粘膜の傷がひどくなると、吐き気や吐血などの症状がみられる。

原因

- ヘリコバクター・ピロリ菌感染、アスピリンなどの非ステロイド性抗炎症薬（NSAID）などで胃粘膜が傷つき、次第に傷が深く大きくなると潰瘍となる。
- ストレス、脂肪分の多い食事、過度の飲酒、喫煙などで粘膜が傷つきやすくなり、潰瘍を生じることもある。

覚えておきたい予防策

暴飲暴食は控え、腹八分目を心がける。香辛料、アルコール、たばこなどは胃酸の分泌を促して粘膜を刺激するので避けるようにする。自分に合ったリラックス法でストレスを解消することも大切。

介護のポイント

- ストレスをためこまない生活を心がけ、規則正しい生活をして十分な睡眠をとる。
- 消化の良い食事を心がけ、香辛料、カフェイン、炭酸飲料、酸味の強いもの、脂肪分の多いものなどは避ける。
- 医師の指示通りに薬を服用し、自己判断で薬を中断したりほかの胃薬を飲んだりしない。
- 過度な飲酒や喫煙は避け、適度な運動をする。

検査と診断

【上部消化管造影検査】
胃バリウム検査とも呼ばれる胃部X線検査や胃内視鏡検査のほか、診断薬服用前後の吐く息を集めピロリ菌感染の有無を調べる。

治療
- 胃酸の分泌を抑えるプロトンポンプ阻害薬やH_2ブロッカーなどの胃酸分泌抑制薬に加え、胃粘膜保護薬、胃の運動機能改善薬などを服用する。
- ヘリコバクター・ピロリ菌に感染している場合は、抗菌薬やプロトンポンプ阻害薬を服用して除菌する。

胃・十二指腸潰瘍の症状

胃潰瘍の場合
食後に、上腹部の持続的な痛みや胸やけがある

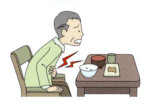

十二指腸潰瘍の場合
空腹時、または夜間に背中から腰の痛みがある

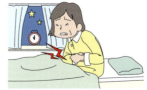

6 消化器系の疾患 　高

逆流性食道炎

強い酸である胃酸を含む胃の内容物が逆流し、食道の粘膜に炎症が起こる状態です。粘膜にただれや潰瘍が生じたり、胸やけや呑酸などの症状がみられます。

症状

- 主な症状として、胸やけ、呑酸（喉の辺りや口の中が酸っぱい）、胃の内容物が逆流する感じなどがある。
- 胃の痛みや胃もたれ、喉の違和感（イガイガ、ヒリヒリ感など）、げっぷ、咳き込み、おなかの張りなどの症状もみられる。
- 放置すると潰瘍に進行したり、食道がんのリスクが高くなる。

原因

- 加齢、脂肪やタンパク質の摂り過ぎ、肥満、過度の飲酒、喫煙などで発症リスクが上昇する。
- 背中が曲がると胃の中の圧力が高くなり、逆流が起こりやすい。

介護のポイント

- 食事は腹八分目を心がけ、寝る直前の食事は避ける。消化の良いものを中心とし、コーヒー、炭酸飲料、柑橘類、香辛料などの刺激の強い飲食物は避ける。
- 食後すぐ横にならないようにし就寝時は上半身を高くする。
- 腹部が圧迫されると悪化しやすいので、おなかを締めつける服装、前かがみの姿勢を避ける。
- 適度な運動を行い、肥満や便秘にならないようにする。

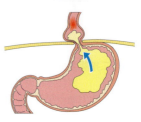

逆流性食道炎

食道に胃酸が留まり、粘膜がただれる

6 消化器系の疾患

腸閉塞(ちょうへいそく)

腸閉塞はイレウスともいい、腸内に食べ物や消化液などがたまって膨んだ状態です。進行すると腸の壊死や破裂を起こすことがあるため、早めの治療が必要です。

症状

- 便秘、ガス（おなら）が出ない、おなかの張りなどの症状が現れる。次第に腹痛が激しくなるとともに腸が膨らみ吐き気、嘔吐などの症状がみられる。
- 重症化すると、発熱、頻脈、意識障害などが現れ、腸が壊死したり破裂したりして腹膜炎を起こすことがある。

原因

- 主な原因は、腸の運動低下による機能的腸閉塞（麻痺性腸閉塞）と腸の折れや曲がり、腫瘍などの機械的腸閉塞に分けられる。
- 機能的腸閉塞は、加齢によるぜん動運動の低下のほか、腹部手術や脳梗塞、急性腹膜炎などによる運動麻痺で起こることもある。
- 機械的腸閉塞は、腫瘍、腸ヘルニア、腸捻転などがある。

介護のポイント

- 便意を感じたら、我慢せずにトイレに行く。
- 便秘や脱水症状を防ぐため、水分をこまめに摂る。
- 冷たいものや消化が悪いものは控え、よく噛んで食べる。
- 腸が動くように、定期的に体位変換をする。

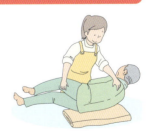

横になった状態で両腕を組み、膝を立ててから、肩と膝に手を添えて体位を変える

6 消化器系の疾患

大腸炎
（だいちょうえん）

大腸炎は、大腸が炎症を起こした状態です。ウイルスや細菌、抗菌薬などの薬剤、血流や自己免疫異常、放射線治療などで発症しますが、原因不明の場合もあります。

症状

- 腹痛、下痢、嘔吐、下血、発熱、腸粘膜に潰瘍がある場合は粘血便がみられる。ただし、初期では症状がないこともある。
- 血流障害により潰瘍や壊死が起こり、破裂することがある。
- 大腸の粘膜に潰瘍ができる潰瘍性大腸炎を発症すると、大腸がんの発現リスクが高まるといわれている。

早期発見のサイン
腹痛、下痢、血便などの症状が続く場合は、大腸炎の可能性が考えられる。また、嘔吐や発熱を伴う場合は早めに医療機関を受診する。

原因

- 感染性の場合、ブドウ球菌、サルモネラ菌、O-157などの細菌やノロウイルスなどのウイルスが原因であり、飲食物以外に感染者の手や便、吐瀉物から二次感染することもある。
- 潰瘍性大腸炎は、遺伝が関与していると考えられているが、原因はわかっていない。

覚えておきたい予防策
肉、魚、卵の生食は避け、内部まで加熱して食べる。トイレ後や食事前は石けんと流水で十分に手洗いをし、タオルやハンカチの共有は避ける。便や吐瀉物を扱うときは手袋を使用し、処置後は十分な手洗いと消毒をする。

介護のポイント

- 食事介助の前後は必ず手洗いをする。食器やエプロン、歯ブラシ、爪切りなどを使用した後は十分洗浄して乾かす。
- 便や吐瀉物を処置するときは予防衣や手袋を使い、処置後は消毒と十分な洗浄を行う。
- 香辛料やアルコールなどの刺激物を避け、十分な水分を摂る。
- 腹痛や発熱の症状があるときは絶食し、点滴で栄養補給する。
- ストレスで症状が悪化しやすいため適度な気分転換をする。

検査と診断

【便検査・造影検査】
便検査で出血や細菌の有無、造影X線検査や内視鏡検査で病変の範囲や状態を確認するほかに、血液検査をすることがある。

治療

- 感染性の場合、輸液で水分と栄養を補う。止瀉薬は病気の回復を遅らせることがあるため使用しない。
- 潰瘍性大腸炎の場合、炎症を抑える5-ASA製剤(5-アミノサリチル酸薬)、副腎皮質ステロイド薬などを服用するが、改善せず重症化した場合は手術を行うことがある。

注意が必要な食べ物

揚げ物や唐辛子などの刺激物、牛乳など

6 消化器系の疾患

胆石（たんせき）

肝臓で作られた胆汁という消化液の成分が固まったもので、胆管にできる総胆管結石、胆汁をためる胆のうにできる胆のう結石、肝臓内の胆管にできる肝内胆石があります。

症状

- 胆のう結石は右上腹部やみぞおち、総胆管結石の場合は上腹部に激しい腹痛が現れ、発熱、黄疸（おうだん）、肝機能障害などが起こる。
- 無症状の場合もあるが、放置すると胆のう炎、胆管炎、膵炎（すいえん）を発症することがある。肝内胆石が続くと、胆道がんの発生リスクとなることが報告されている。

早期発見のサイン

脂っこいものを食べた後に激しい腹痛を繰り返す場合は、胆石の可能性が考えられる。外見からは胆石の有無が確認できないため、早めに医療機関を受診し、検査を行う。

原因

- 加齢、肥満、食生活などにより胆汁内のコレステロールが増えて結晶化し、さらに胆のうの粘膜から分泌（ぶんぴつ）されるムチンというたんぱく質によって結晶が大きくなり結石となる。
- 大腸菌の感染や溶血性疾患などが原因となり、胆石ができる場合もある。

覚えておきたい予防策

脂肪分の多い肉類や揚げ物は控える。朝食を抜くなどして食事の間隔が長くなると胆汁の濃度が高くなるため、同じ時間に食事を摂るようにする。適度な運動は肥満防止だけでなく悪玉コレステロールの減少につながります。

介護のポイント

- 野菜や海藻など食物繊維の多い食べ物を積極的に摂り、コレステロールや脂質が多いものは控える。
- 1日3食規則正しく均等に食事を摂る。
- 肥満や運動不足などは胆石の一因となるので適度な運動をし、過剰な飲酒や喫煙を避ける。
- 脂質異常症や糖尿病などの生活習慣病は胆石の発症リスクを高くするので治療を行う。

 ## 検査と診断

【超音波検査・画像検査】
胆石の有無を超音波検査で確認。ほかの胆石の有無などを調べるためCT検査かMRI検査、造影検査を行う。

 治療
- 腹部に1cm程度の穴を数カ所開けて胆のうを取り出す腹腔鏡下胆のう摘出術が一般的だが、状態によって開腹手術を行う。
- コレステロール胆石の場合、体外から衝撃波を当て粉砕する体外衝撃波結石破砕術(ESWL)や、胆石を溶かすウルソデオキシコール酸を服用する方法もある。

胆石のできる場所

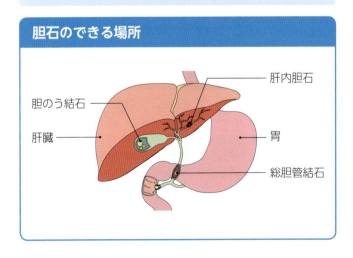

6 消化器系の疾患

肝炎

肝炎は肝臓が炎症を起こした状態です。初期は無症状の場合も多いですが、炎症が6カ月以上続くと慢性肝炎となり、肝硬変、肝がんへと進行することがあります。

症状

- 急性肝炎の場合、全身倦怠感、発熱、頭痛、関節痛、悪心、食欲不振、右脇腹痛など風邪に似た症状が現れ、数日後に黄疸、褐色尿などが現れる。
- 急性肝炎が急激に重症化する劇症肝炎の場合、肝性脳症という意識障害が現れ、脳浮腫、感染症、消化管出血、腎障害などの合併症を起こすことが多い。
- 慢性肝炎の場合、早期は自覚症状がないことが多いが、次第に体のだるさや吐き気、食欲不振などが現れる。

早期発見のサイン

血液検査で肝炎の原因となるウイルス感染や発症などを調べることができる。B型、C型肝炎ウイルスなどの感染が確認された場合も、薬の服用により肝炎の発症を防ぐことが可能。

原因

- 最も多い原因は肝炎ウイルスであり、A型、E型は水や食物から感染し、B型、C型、D型は母子感染、輸血、注射、性交渉など血液や体液から感染する。
- アルコールの過剰摂取、長期間大量の薬剤服用、肥満、アレルギーなどの原因で発症することもある。

覚えておきたい予防策

輸血歴または家族にB型、C型肝炎や肝がん歴がある場合は、血液検査を受けることを推奨する。ウイルス感染が判明して

も適切な治療で発症を予防できるだけでなく周囲への感染拡大も防ぐことができる。

介護のポイント

- 規則正しい生活を心がけ、ストレスの蓄積を避ける。脂肪分を控え栄養バランスを考えた食事を摂る。
- 少量の飲酒でも肝機能が悪化するため禁酒する。
- 薬や健康食品を摂る前に必ず医師に相談する。
- 症状が安定していても定期的に検査を行う。
- 歯ブラシやカミソリなど肝炎ウイルス感染者(キャリア)の血液が付着しているものに触れるときはゴム手袋を使う。

検査と診断

【血液検査・超音波検査】
ALT、ASTなどの血液検査を行う。肝炎の疑いがある場合は、超音波検査や画像検査で肝臓の状態などを確認する。

治療
- 肝炎ウイルスの感染が確認された場合は、発症前でも抗ウイルス剤を投与してウイルスを排除する。
- 急性の場合、症状により輸液、肝庇護薬(グリチルリチン製剤、小柴胡湯、ウルソデオキシコール酸)を投与することがある。

肝炎の原因と予防方法

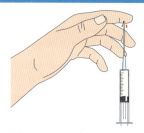

針刺し事故などで血液を介してウイルス感染する

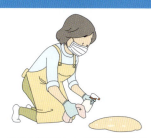

血液が付着した物や吐瀉物を処理するときは手袋を使う

6 消化器系の疾患

肝硬変

肝硬変は、肝炎ウイルスやアルコールなどにより肝細胞が破壊され続けるうちに、肝臓内に線維が増えて硬くなり、肝臓の働きが著しく低下した状態です。

症状

- 全身倦怠感や食欲不振などがみられ、進行すると黄疸、胸や肩、二の腕などにクモ状の赤い斑紋が現れるクモ状血管腫、手掌紅斑、腹部に静脈の浮き上がりなどが現れる。
- 腹水、食道静脈瘤、肝性脳症などの合併症が現れたり、肝がんに進行することもあり、死に至ることも多い。

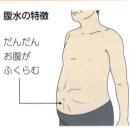

腹水の特徴
だんだんお腹がふくらむ

腹水とともにみられる症状
クモ状に腹部静脈（メデューサの頭）がみられる

原因

- 原因はC型肝炎ウイルスが最も多く、B型肝炎ウイルスなどウイルスが原因の場合が大半を占める。アルコール性肝硬変は、肝硬変患者の約10％といわれている。

介護のポイント

- 症状により食事制限がある場合は、医師や栄養士と相談のうえ、食事療法を行う。
- 野菜や海藻、きのこなどを積極的に摂り、よく噛んで食べる。水分制限が必要な場合は、特に便秘予防に配慮する。
- 腹水や浮腫がある場合、塩分制限が必要なため漬物や加工食品、汁物を控える。
- 食後は横になり、肝臓に血液が行き渡るようにする。

6 消化器系の疾患

膵炎

膵臓から分泌される膵液が膵臓自体を消化し、膵臓が炎症を起こした状態です。急性膵炎を繰り返すと慢性膵炎になり、次第に膵臓が硬くなり機能が低下します。

症状

- 急性膵炎の場合、上腹部や背中に突然強い痛みを感じる。重症化すると、腸閉塞、血圧低下、頻脈などがみられ、呼吸困難や意識低下が現れると命にかかわることがある。
- 慢性膵炎の場合、上腹部や背中などに鈍い痛みが断続的に続く。進行すると食欲低下、下痢、体重減少などが認められ、消化吸収、糖尿病、膵がんなどの合併症が起こることもある。

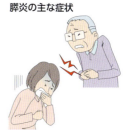

膵炎の主な症状

上腹部や背中の激しい痛みや吐き気

原因

- 主な原因は過剰な飲酒、胆石である。また、脂質異常症などの生活習慣病、副甲状腺機能亢進による高カルシウム血症、自己免疫異常などの原因で発症することもある。

介護のポイント

- 禁酒を徹底し、揚げ物、炒め物など脂肪分の多い食事や香辛料などを控える。1回の食事量を減らし1日4～5回に分け食べる。
- 薬を中断すると膵炎を再発しやすいため、自覚症状が治まっても医師の指示通りに薬を服用する。合併症により糖尿病を発症した場合、医師や栄養士の指導による食事療法を行い、症状が改善しないときは糖尿病治療薬を服用する。

6 消化器系の疾患

便秘(べんぴ)

便秘とは、排便の回数が少なく、不快感、腹痛などがある状態です。毎日排便があっても残便感や苦痛感がある場合は、便秘であるといえます。

症状

- 排便回数の減少（週3回未満）、いきんでも便が出にくい、残便感など排便時の不快感、おなかの張り、腹痛などがみられ、不眠、体臭、痔、イライラ、肌荒れ、頭痛なども現れる。
- 合併症として機能性ディスペプシア（胃痛、胃のもたれ、膨満感など）、胃食道逆流症（胸やけなど）が起こることもある。

介護のポイント

- 朝食後など毎日時間を決め、一定時間トイレに入る習慣をつける。便意を感じたら我慢せずにトイレに行く。
- 水分が不足すると便秘になりやすいため、起床したらすぐ冷水を飲み、日中喉が渇いていなくてもこまめに水分を摂る。
- 朝食をしっかり食べ、食物繊維やヨーグルトなどを多く摂る。
- おなかに「の」の字を書くように腹部マッサージを行う。
- 適度な運動をしてストレスを溜めない。できれば禁煙する。

腹部のマッサージの方法
おなかの上に掌を当て、「の」を書くようにゆっくり動かす

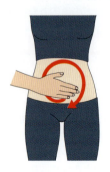

6 消化器系の疾患

痔(じ)

痔は、肛門の一部に切れ、いぼ状の腫れ、出血などがみられる状態です。便が出血で黒ずんでいる場合は大腸がんの疑いがあるため、医療機関を受診する。

症状

- いぼ痔（痔核）の場合、いぼ状の腫れがみられ排便時に出血するが、痛みは少ない。切れ痔（裂肛）は、肛門の一部が切れ、排便時に強い痛みがあるが、出血量は比較的少ない。
- 痔ろうは、粘液を出す肛門腺に大腸菌などの細菌が侵入して化膿(のう)する肛門周囲膿瘍(のうよう)が進行し、肛門の内外をつなぐトンネルができる。肛門の周囲の腫れや膿、ズキズキとした痛みがあり発熱もみられる。

介護のポイント

- 可能であれば温水洗浄便座を使用する。排便は3～5分を目安とし、長時間いきまない。
- いきんだときにいぼが脱出した場合、痛くなければ、肛門を清潔にした後、指で脱出物をゆっくりと押し戻す。
- 入浴は、ぬるめの湯を張った浴槽に浸かり血行を促す。
- 規則正しい生活をし、朝食は欠かさず食べる。
- 水分や食物繊維を十分に摂り、便秘や下痢(げり)を予防する。

痔の種類

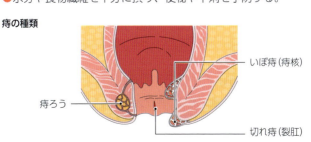

7 内分泌・代謝の疾患 特

糖尿病(とうにょうびょう)

糖尿病は、インスリンというホルモンの働きが悪くなったり、分泌の減少により血糖値が上昇する状態です。進行すると血管障害により全身に合併症が現れます。

症状

- 初期は自覚症状がないが、定期健診や血液検査で高血糖（血液中のブドウ糖が多い状態）が見つかることが多い。放置すると次第に多尿、口渇、多飲、体重減少、疲労感などが現れる。
- インスリンが著しく不足すると血液が酸性になり（ケトアシドーシス）、低血圧や頻脈が現れ、意識障害や昏睡に至ることがある。
- 進行すると3大合併症の糖尿病性網膜症、糖尿病性腎症、糖尿病性神経障害を発症する。
- 糖尿病があると動脈硬化が進行しやすく、脳梗塞や脳出血、心筋梗塞、足の壊疽などの合併症を起こすこともある。

糖尿病の3大合併症と主な症状

糖尿病性網膜症	目のかすみ、視力低下、飛蚊症、眼内出血などが現れ、失明することもある
糖尿病性腎症	むくみ、たんぱく尿、腎機能低下などが現れ、腎不全に進行すると人工透析が必要になる
糖尿病性神経障害	手足のしびれや痛み、感覚の麻痺、排尿障害、自律神経障害などが現れ、手足の指などが壊死すると患部の切断が必要になる

早期発見のサイン

疲れやすい、すぐ喉が渇く、尿が大量に出る、体重が急に減少するなどの症状が現れたら、糖尿病の可能性を疑う。ただし、初期の段階は無症状のことが多いため注意が必要になる。

原因

- 1型糖尿病の場合、自己免疫異常やウイルス感染により、膵臓のβ細胞が壊れてインスリンが分泌されなくなると血糖値が高くなる。
- 2型糖尿病の場合、肥満、運動不足、ストレス、食習慣、ウイルス感染などの影響で、インスリンの分泌が減ったり、インスリンの働きが悪くなり血糖値が高い状態が続く。

覚えておきたい予防策

肥満、運動不足、ストレス、睡眠不足、過度の飲酒などは糖尿病の原因となるため、暴飲暴食を避け規則正しい生活を心がける。高血圧や脂質異常症などの生活習慣病も糖尿病の発症リスクを上昇させるため塩分や脂肪分を控える。

糖尿病の主な合併症

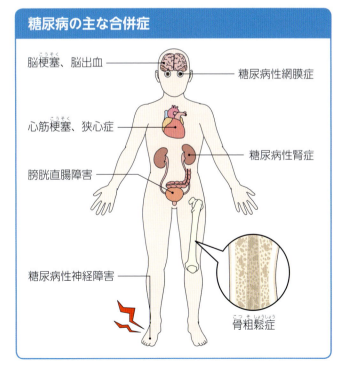

- 脳梗塞、脳出血
- 糖尿病性網膜症
- 心筋梗塞、狭心症
- 糖尿病性腎症
- 膀胱直腸障害
- 糖尿病性神経障害
- 骨粗鬆症

介護のポイント

食事療法
- 医師や栄養士と相談のうえ、摂取カロリーの目安に従い食事療法を続ける。間食なども摂取カロリーの範囲内とする。
- 腎症、高血圧、脂質異常症などの合併症がある場合は、病状により塩分制限などをする。
- 空腹時以外に散歩や体操など適度な運動を行い、体重のコントロールをする。

運動療法
- ウォーキング、水中歩行、ダンスなどの有酸素運動と筋力トレーニングをする
- 食後の場合は1時間ほど空ける。
- 週に4回、少なくとも30分程度の運動を1日に1～2回程度行う。
- 運動前は合併症の有無や、身体チェックを行い、無理に運動をしない。
- ストレッチを入念に行い、運動時の低血糖に備え、ブドウ糖などを携帯する。

服薬介助
- 決められた時間通りに服薬し、飲み忘れがないようにする。
- 糖尿病以外の病気で体調不良(シックデイ)の場合、高血糖や低血糖などを起こしやすいので、服薬前に担当医に確認する。
- ほかの薬と併用すると相互作用が現れることがあるため、医療機関や薬局では必ず処方されている薬の種類を伝える。

インスリン療法
- 注射針などの針刺し・切創事故を防止するため、取り扱いに十分注意する。
- 使用後の注射針などの保管場所を確認し、廃棄は自治体の規定に従う。

低血糖
- 血糖中のブドウ糖値が下がりすぎた状態。食事のずれ、インスリンの過剰摂取、過剰な運動などが原因で起こる。
- 症状として生あくび、倦怠感、冷や汗、動悸、震え、立ちくら

み、空腹感、目のかすみがみられる。悪化すると意識障害、昏睡になることもある。
● 低血糖の症状がみられるときは、横になりブドウ糖などを摂取する。意識がないときは無理に行わず救急車を呼ぶ。回復した場合も必ず主治医に報告をする。

日常生活
● 痛みや熱さを感じにくくなり、手足のケガややけどが悪化し潰瘍や壊疽になることがあるため、毎日ケガなどの異常がないかチェックする。
● カイロや温熱便座などを使用するときは、低温やけどに注意する。
● 糖尿病になると免疫力が低下するため、風邪などの感染症にかからないようにする。
● シックデイのときは、安静にして水分や炭水化物を中心に摂取する。

 検査方法

【血液検査】
空腹時血糖値は、血液中のブドウ糖濃度を示す値。HbA1c 値をみると過去 4～8 週間の血糖値の変化や異常がわかる。

> **治療**
> ● 1 型糖尿病の場合、生涯インスリン療法を行う。
> ● 2 型糖尿病の場合、食事療法と運動療法を行い、効果不十分の場合は経口血糖降下薬を服用し、症状によりインスリンを自己注射するインスリン療法を追加する。
> ● 合併症を発症した場合、症状による治療を行う。

免疫力低下に伴う注意点

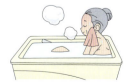

入浴をし、皮膚を清潔に保つ

こまめに爪を切る

7 内分泌・代謝の疾患

高尿酸血症（痛風）

血液中の尿酸が過剰な状態です。尿酸の結晶が体内に蓄積すると痛風、腎障害、尿路結石などの病気だけでなく糖尿病など生活習慣病も発症しやすくなります。

症状

- 主な症状として足の親指の付け根など手足の関節が激しく痛み、大きく腫れる痛風発作がある。
- 尿酸の結晶が腎臓や尿管、膀胱、尿道などに蓄積する尿管結石が起こると、腰から腹にかけて差し込むような激しい痛みが起こる。
- 結晶が腎臓内に蓄積すると腎障害（痛風腎）となり、慢性腎臓病（CKD）や腎不全に進行することもある。

早期発見のサイン
血液中の尿酸濃度が 7.0mg/dL を超えたら、自覚症状がなくても食事に気を付ける。一度痛風発作を起こすと治療に時間がかかるだけでなく再発しやすくなる。

原因

- 暴飲暴食、過剰な飲酒、ストレスなどの影響で、体内のプリン体などからできる尿酸の量が過剰になり、関節に蓄積した尿酸塩結晶の一部が遊離すると、炎症を起こし痛風発作がみられる。
- 腎機能低下、血液の病気、悪性腫瘍などの病気、一部の利尿薬などの薬剤の影響などの原因で発症することもある。

覚えておきたい予防策
レバー類、白子、エビや貝やカツオなどの魚介類、魚卵など、プリン体の多い食べ物やアルコールは摂りすぎないように注意する。また、カロリー摂取を抑え、適度な運動を心がける。

介護のポイント

- 薬を中断すると再発しやすいため無症状でも服用を続ける。
- プリン体の多い食べ物、アルコールを控え、カロリーや塩分を摂りすぎないようにする。
- こまめに水分補給をし、尿の排泄を促す。
- 痛風発作で患部が腫れたときは、安静にし、患部を心臓より高い位置に上げた状態で十分冷やしてから医師の診察を受ける。

検査と診断

【血液検査・尿検査】
尿酸の排泄速度と尿酸の血中濃度の比を示す尿酸クリアランス、1時間あたりの尿酸量を示す尿酸産生量などを調べる。

治療

- ベンズブロマロンなど尿酸排泄促進薬、アロプリノールなど尿酸生成抑制薬を服用する。尿をアルカリ化するため酸性尿改善薬を服用することもある。
- 痛風発作時は非ステロイド系消炎鎮痛薬を服用し、症状により副腎皮質ホルモン薬を併用する。

プリン体を多く含む食材

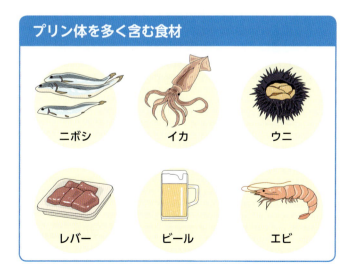

7 内分泌・代謝の疾患

甲状腺機能低下症

血液中の甲状腺ホルモン量が減少すると代謝が低下し、全身に症状が現れます。うつ病や更年期障害などと判別しにくいため、診察のうえ適切な治療が必要となります。

症状

- 甲状腺が腫れ、首が太くなったように見える。疲労感、徐脈、むくみ、便秘、皮膚の乾燥、体重増加、無気力、記憶力低下などの症状がみられ、脂質異常症の原因となることもある。
- 治療せず放置すると、全身のむくみ、心臓周辺に水がたまるなどの理由で、心臓の機能が低下することがある。

介護のポイント

- 無気力、イライラ感、記憶力低下など認知症やうつ病などと似た症状がみられるため、注意する。
- 薬の服用を中止すると、甲状腺機能が低下するため自覚症状がなくても忘れず服用する。
- 甲状腺が急に大きくなる、甲状腺の痛み、発熱などの症状（急性増悪）が現れた場合は、医療機関を受診する。
- 症状が改善した後も、定期的に検査を受ける。

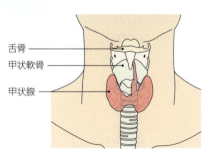

甲状腺の位置

7 内分泌・代謝の疾患

甲状腺機能亢進症

血液中の甲状腺ホルモン量が過剰になり、新陳代謝や臓器の働きが活発になりすぎる状態です。代表的な病気に女性に多いバセドウ病があります。

症状

- 体重減少、疲労感、動悸、多汗、下痢などがみられ、振戦、脱毛などが現れることもある。重症化(甲状腺クリーゼ)すると頻脈、心不全、意識障害などが起こり死亡することもある。
- 心房細動、眼球突出(眼が前に突き出たような状態)、周期性四肢麻痺(激しい運動や過食の後に手足に力が入りにくくなる)などの合併症が現れることがある。

介護のポイント

- 薬を飲み忘れると症状が急に悪化することがあるので、飲み忘れないようにする。
- 喫煙者の方が眼球突出の割合が高いため、禁煙する。
- 眼球突出がみられる際は、外出時にほこりや乾燥からサングラスなどで目を守る。
- まれに抗甲状腺薬の副作用で無顆粒球症を発症し、全身性の感染症に進行することがあるため、喉の痛みと高熱が現れたら白血球検査を行う。
- 甲状腺機能が正常になった後も再発や甲状腺機能低下の恐れがあるため、定期的に通院する。

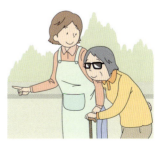

外出時にはサングラスをかける

7 内分泌・代謝の疾患

脂質異常症

血液中のコレステロールや中性脂肪などの脂質が多い状態のことで、以前は高脂血症と呼ばれていました。自覚症状がなくても普段から食事などに注意しましょう。

症状

- 無症状の場合が多いが、進行すると動脈硬化、狭心症、心筋梗塞、脳梗塞などを発症することがあり死に至ることもある。
- 家族性高コレステロール血症の場合、コレステロール沈着によりアキレス腱黄色腫（アキレス腱部の脂肪の塊）、角膜輪（角膜上の白い輪）がみられることがある。

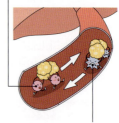

善玉（HDL）コレステロール
血液中の余分なコレステロールを肝臓へ運ぶ

悪玉（LDL）コレステロール
肝臓で作ったコレステロールを全身の細胞へ運ぶ

原因

- 生活習慣が主だが、病気・薬の服用が原因となる場合もある。

介護のポイント

- 食事は野菜、きのこ、海藻、魚中心とし腹八分目を心がける。コレステロールを増やす動物性脂肪、過度の飲酒、喫煙は避ける。
- 糖尿病や高血圧などの生活習慣病は動脈硬化のリスクが上昇するため、病状に合った食生活をし、必要に応じ薬を服用する。
- HDL、LDL、中性脂肪の数値が改善しても自己判断で薬の服用をやめず、食事療法や運動療法を続ける。勝手に服薬を中断するとコレステロールの合成が高まることがある。

7 内分泌・代謝の疾患

全身性エリテマトーデス

全身性エリテマトーデス（SLE）は自己免疫疾患である膠原病の一種です。炎症により全身に症状が現れますが、治療により進行を抑え生活の質（QOL）を保つことができます。

症状

- 症状は全身に現れ、全身倦怠感、発熱、関節痛などがみられ、貧血や白血球減少なども起こる。
- 皮膚には、紅斑や日光過敏症が現れ、口腔内の発赤やびらん、びまん性脱毛などが起こることもある。内臓の症状は、腎炎が最も多く、肺、心臓、消化管、脳などにも症状が出る。

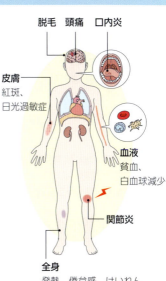

脱毛　頭痛　口内炎

皮膚
紅斑、
日光過敏症

血液
貧血、
白血球減少

関節炎

全身
発熱、倦怠感、けいれん

介護のポイント

- 風邪やインフルエンザなどの感染症にかかると重症化しやすいため、こまめに手洗い、うがいをし、人混みを避ける。
- 紫外線に当たらないようにし、外出時は日焼け止めや日傘などの日よけを使う。
- 自己判断でステロイド薬の服用を中断すると、急性副腎不全を起こしショック状態になることがあるため、必ず医師の指示通りに服用する。
- 糖尿病、骨粗鬆症、高血圧など合併症の症状が現れた場合は、すぐに治療を開始する。

8 腎・泌尿器系の疾患 　高

腎不全
じんふぜん

腎臓の機能が低下して老廃物を十分に排泄できず、血液中にたまった状態です。そのため体液の恒常性が維持できなくなります。急性腎不全と慢性腎不全に分けられます。

症状

- 急性腎不全の場合、急激に腎機能が悪化し、尿量が減少（乏尿）したりまたは出なくなったりする（無尿）。むくみ、疲労感、吐き気・嘔吐、かゆみ、めまい、息苦しさ、頻脈、血圧上昇などが現れる。
- 急性の場合は、適切な治療によって腎機能が回復する可能性もある。
- 慢性腎不全の場合、軽度の場合は自覚症状が出ない場合もある。悪化すると尿毒症になり、むくみ、疲労感、息切れ、血圧上昇、食欲低下などが起こる。

早期発見のサイン
検尿蛋白尿、血尿が早期の発見には有効となるため、定期的に健康診断を受ける。

原因

急性腎不全
- 大量の出血や極度の脱水状態、熱傷、薬物の副作用などが要因となる。
- 急性糸球体腎炎や溶血性尿毒症症候群などの疾患で起こる。

慢性腎不全
- 糖尿病性腎症、膠原病、慢性糸球体腎炎、高血圧による腎硬化症などの疾患で起こる。
- 生活習慣病とも関連する。

介護のポイント

- 食事制限（たんぱく質、塩分、カリウムなどの減量を行う）。
- 水分摂取を制限するが、脱水症状には注意する。
- 要介護者が透析を受けている場合には、主治医に注意事項を確認する。
- かゆみが出るので、皮膚を清潔に保つ。

 ## 検査と診断

【画像検査】
腹部超音波、CT、胸部X検査などに加え、急性では腎生検を行うことがある。
腎機能を調べるために、血液検査や尿検査を行う場合もある。

 治療

急性腎不全
- 薬物療法や食事療法を行う。
- 一時的に血液透析を行うこともある。
- 原因となる疾患の治療を行う。

慢性腎不全
- 薬物療法や食事療法を行う。
- 末期では透析療法が必要になる。

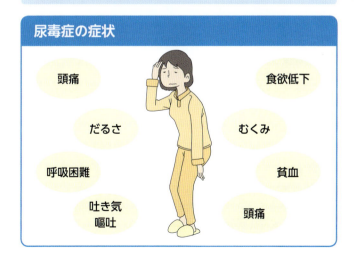

尿毒症の症状

8 腎・泌尿器系の疾患

腎炎（じんえん）

細菌やウイルスなどの感染によって腎臓に炎症が起こった状態で、急性と慢性があります。一般的には糸球体腎炎を指します。

症状

- 急性腎炎では、血尿やたんぱく尿、尿量減少、むくみなどがみられる。
- 慢性腎炎では、血尿やたんぱく尿が1年以上続き、高血圧、むくみ、頭痛などが現れる。

原因

- 急性では、溶血性連鎖球菌などの細菌による扁桃炎や咽頭炎によるものが多い。
- 慢性では、はっきり特定されていないが、免疫反応の異常が要因といわれている。

介護のポイント

- 安静を保つ。
- 激しい運動を避ける。
- 進行すると腎不全に移行する場合があるため、定期的に医療機関を受診する。
- 塩分、たんぱく質などの制限が行われている場合は、食事の管理を行う。

治療

- 急性期では溶連菌の治療として、抗生物質を投与する。
- 食事療法を行い、塩分、たんぱく質、水分を制限する。
- 利尿薬や降圧薬などの薬物療法を行う。

尿失禁

自分の意思に反して尿が排出されてしまう状態です。尿失禁は原因によって、腹圧性、切迫性、溢流性、機能性の4つのタイプに分けられます。

症状

- 腹圧性では、咳やくしゃみ、重いものを持つなど腹圧がかかると尿が漏れる。
- 切迫性では、尿意を感じると我慢できずに、すぐに漏れる。
- 溢流性では、排尿後に残尿が多く残り、尿が少しずつ出る。
- 機能性では、排尿機能は正常だが、認知症や運動機能低下のために尿意やトイレの場所がわからなくなり失禁する。

原因

- 腹圧性は、骨盤底筋群の緩み、加齢や出産によって起こる。
- 切迫性は、脳血管障害や前立腺肥大症により起こる。
- 溢流性は、前立腺肥大症などの排尿障害が原因となる。
- 機能性は、認知症や運動機能の低下が要因となる。

介護のポイント

- 失禁のタイプを知る。
- 腹圧性では膀胱訓練や骨盤底筋訓練の指導援助を行う。
- パッドやおむつを使用し、認知症の場合は排尿誘導を行う。
- 要介護者のプライドを傷つけないように対応する。

排尿誘導

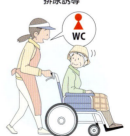

8 腎・泌尿器系の疾患

尿閉
(にょうへい)

膀胱内に尿がたまっているにもかかわらず、排尿できない状態です。尿路の通過障害のひとつで急性と慢性のものがあり、男性に多くみられます。

症状

- 急性尿閉では、急に排尿できなくなり、膀胱周辺の膨満感・痛み、冷や汗などがみられる。
- 慢性尿閉では、残尿が多くなったり、尿意を感じにくくなったりして、少しずつ漏れ出る。自覚がない場合もある。

原因

- 前立腺肥大や前立腺炎などの前立腺の疾患が原因となる。
- 飲酒や風邪薬、胃腸薬、抗精神病薬などの副作用の場合もある。
- 糖尿病や腹部の手術による神経の障害などでも起こる。

介護のポイント

- 尿が出やすいリラックスした環境をつくる。
- 前かがみなど尿の出やすい態勢にする。
- 脱水症状が起こらないように、適度な水分摂取を促す。
- 治療目的の膀胱留置カテーテルの介助は行えない。

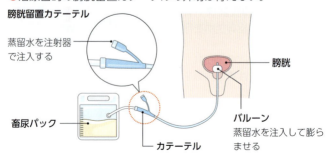

膀胱留置カテーテル
- 蒸留水を注射器で注入する
- 蓄尿パック
- カテーテル
- 膀胱
- バルーン（蒸留水を注入して膨らませる）

8 腎・泌尿器系の疾患

頻尿(ひんにょう)

排尿回数が多い状態のこと。一般的には、起床から就寝までに8回以上および就寝中2回以上排尿があることを指します。ほとんどの場合1回あたりの尿量は少量です。

症状

- 排尿後すぐに尿意を覚える。
- 昼間8回以上排尿する(昼間頻尿)。
- 夜間2回以上排尿する(夜間頻尿)。

原因

- 膀胱炎や前立腺炎、尿道炎など尿路感染症などが原因となることがある。
- 塩分、水分、カフェインの過剰摂取が要因となる。
- 心因性のものや、神経障害によるものもある。

介護のポイント

- 排尿量が1日1,000〜1,500mLになるように、水分摂取量の調節を行う。
- 就寝前の水分やカフェインの摂取を控える。
- 陰部を清潔に保つ。
- 体を冷やさないようにする。
- 骨盤底筋訓練の指導を行う。

骨盤底筋訓練
膝を立てて寝転び、肛門を数秒間締める

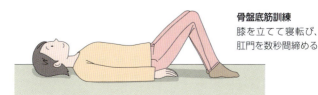

8 腎・泌尿器系の疾患

神経因性膀胱

脳や脊髄などの神経系の障害により、尿をためたり出したりする指令がうまく伝わらなくなり、膀胱の機能に問題が生じる状態です。

症状

- 障害された神経の場所によって上位型（痙性神経因性膀胱）と下位型（弛緩性神経因性膀胱）に分けられる。
- 上位型は、膀胱が過敏で緊張状態になり、尿を膀胱にためられず尿意をすぐにもよおす。頻尿や尿失禁が起こる。主に蓄尿機能に障害が起こる。
- 下位型は、膀胱が緩んだ状態になり、尿意を感じにくくなる。膀胱に尿がたくさんたまり、溢れ出てくる尿失禁（溢出性）が起こったり、尿が出ない尿閉がみられたりする。主に排尿機能に障害が起こる。

原因

- 上位型は、仙髄脊髄より中枢の神経に原因があり、脳血管障害（脳出血、脳腫瘍など）、脊髄損傷、パーキンソン病、多発性硬化症などで発症することがある。
- 下位型は、仙髄より末梢の神経に原因があり、糖尿病による末梢神経障害で症状がみられる。骨盤内手術後（子宮がんや直腸がんなど）に生じることもある。

介護のポイント

- 陰部を清潔に保ち、膀胱炎などを予防する。
- 体を冷やさないようにする。
- 排尿を適切に介助する。

- 尿失禁、膀胱炎、尿意消失などがみられたら、医療機関に相談する。
- 尿道カテーテルを留置している場合は、尿路感染症などが起こる可能性があるので注意する。

検査と診断

【画像検査・問診】
CTやMRI、超音波検査などを行い、問診で排尿回数や、尿意・尿失禁などについて確認する。

治療
- 原因となる疾患の治療を行う。
- 症状に合わせて薬物を投与する。
- 排出障害の場合、カテーテルによる導尿を行う。
- 膀胱拡大術や逆流防止術などの手術をする場合もある。

主な原因疾患

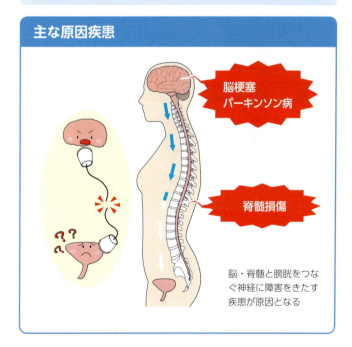

脳梗塞
パーキンソン病

脊髄損傷

脳・脊髄と膀胱をつなぐ神経に障害をきたす疾患が原因となる

8 腎・泌尿器系の疾患

前立腺肥大

加齢により前立腺が肥大し尿路を圧迫して、通過障害を起こす疾患です。男性特有のもので、60歳以上の男性に多くみられます。

症状

- 特に夜間に頻尿がみられる。
- 残尿感がある。実際の残尿量も増加する。
- 尿の勢いが弱い、または途切れる。
- 尿意を我慢できない。
- 血尿が出る。
- 尿線が分かれる。
- 排尿時にいきまなくてはならない。
- 進行すると尿閉になることもある。

原因

- はっきりとわかっていないが、加齢による男性ホルモン分泌量の減少が関連するといわれている。

覚えておきたい予防策

- 水分を十分に摂取する。ただし、過剰摂取には注意する。
- 下半身に血液がたまらないように長時間の座位を避ける。
- 下半身の冷えを避ける。
- 刺激物やアルコールを控える。
- 夜間頻尿が起きやすいため、トイレへの経路の安全を確保する。
- 規則正しい生活をする。

介護のポイント

- 夜中にトイレに行く際に転倒しないようフットライトなどをつけるなど、環境を整える。
- 排尿を我慢しないようにする。
- 夜間頻尿を避けるため、就寝前は少し水分摂取を控える。

検査と診断

【画像検査】
前立腺の超音波検査に加え、国際前立腺症状スコアで自覚症状を評価する。直腸診によって、前立腺の大きさや硬さ、痛みなどを調べる。

治療

- 生活指導を行う。
- 自律神経機能を抑える薬、排尿障害改善薬、前立腺を小さくする薬などの薬物を投与する。
- 内視鏡による経尿道的前立腺切除術、または開腹手術を行う。
- 内視鏡を使ったレーザーによる切除術を行うこともある。
- 手術が困難な場合、尿道ステントを留置して尿管を広げる。

前立腺肥大のメカニズム

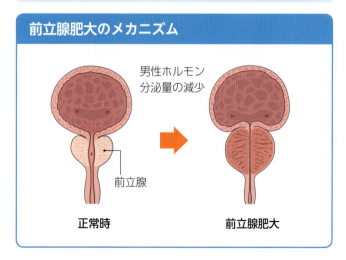

8 腎・泌尿器系の疾患

尿路感染症

尿路（腎盂、尿管、膀胱、尿道）に細菌などの微生物が繁殖することにより、炎症が起こる状態です。主なものに、膀胱炎や腎盂腎炎、尿道炎があります。

症状

- 腎盂腎炎では、急性では腰痛や発熱、尿の濁りがみられる。慢性では急性よりも症状が軽く、倦怠感や微熱が出現することもある。
- 膀胱炎では、急性では排尿時の痛み、残尿感、頻尿、尿の濁り、血尿、尿失禁などが起こる。慢性では急性よりも症状が軽い、または自覚症状がないこともある。
- 尿道炎では、排尿時に痛みや灼熱感、尿道の違和感がある。尿道から膿が出る場合もある。また、自覚症状がないこともある。

早期発見のサイン
排尿の回数、上記の症状、尿の状態をしっかりチェックする。

原因

- 腎盂腎炎は、尿道口から大腸菌などの細菌が侵入し、腎盂や腎臓に炎症を起こす。慢性では糖尿病や高血圧が原因となることもある。
- 膀胱炎は、尿道口から大腸菌などの細菌が侵入し、膀胱に炎症を起こす。風邪や疲労など、免疫力の低下により起こりやすい。
- 尿道炎は、尿道にクラミジアや淋菌など細菌が感染することによって起こる。性行為が原因となることが多い。

覚えておきたい予防策
尿道口を清潔に保つため、おむつを替えるときなどに、陰部清拭、陰部洗浄を必ず行う。

介護のポイント

- 水分を十分摂取する。
- 安静にする。過労やストレスを避けるようにする。
- 尿意をもよおしたらすぐに排尿するよう促す。
- 排便後は前から後ろに拭き、陰部、肛門周囲を清潔に保つ。
- 体を冷やさないようにする。
- バランスの良い食事を摂り、アルコールを控えるようにする。

検査と診断

【画像検査】

CT、MRIなどの検査をし、問診で自覚症状の聞き取りをする。また、尿検査や尿培養を行い、感染の有無を確認したり原因となる細菌を調べたりする。

治療

- 原因菌に対する経口抗菌薬を投与する。
- 水分を十分摂取するよう指導する。
- 原因となる疾患の治療を行う。
- 点滴治療が必要になる場合もある。

主な感染ルート

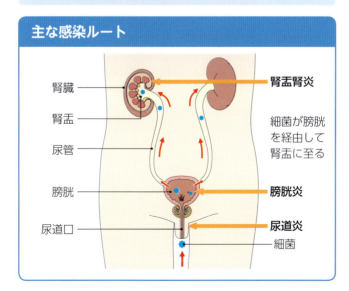

8 腎・泌尿器系の疾患

萎縮性膣炎（いしゅくせいちつえん）

閉経後は女性ホルモンの分泌が減り、外陰部や膣が乾燥・萎縮して膣内の自浄作用が低下します。これにより細菌が繁殖して起こる膣炎で、老人性膣炎ともいわれます。

症状

- 膣や外陰部に違和感や不快感がある。
- 痛みやかゆみ、灼熱感がある。
- 黄色いおりものや出血がみられる。
- 性交痛がある。
- 尿漏れがみられることもある。

原因

- 閉経に伴い、卵巣機能が低下・停止することで起こる。
- 卵巣を摘出した場合にも罹患することがある。
- 放射線療法や化学療法が原因となることもある。

介護のポイント

- 外陰部を清潔にする。
- ほかの疾患の可能性もあるため、症状が現れたら医療機関に相談する。
- 綿の下着を着用してもらう。

萎縮性膣炎のケアの例

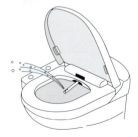

排尿後外陰部を洗浄し、清潔にする

尿路結石症

尿路内に、シュウ酸カルシウムやリン酸カルシウムなどが固まった結石ができる疾患です。結石の場所により、腎臓結石、尿管結石、膀胱結石に分かれます。

症状

- 腎臓に結石がある間は無症状の場合もある。
- 結石が尿管に落ちると、下腹部などに突然の激しい痛みが起こる。
- 血尿が出る。
- 吐き気や嘔吐がみられることもある。

原因

- 水分摂取不足で起こる。
- 動物性たんぱく質の取りすぎなど、食生活の偏りが要因となる。
- 薬の副作用で発症することもある。
- 副甲状腺疾患、痛風、尿路感染症なども原因となる。

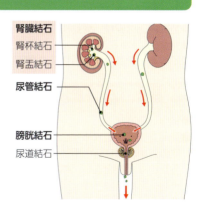

腎臓結石
腎杯結石
腎盂結石
尿管結石
膀胱結石
尿道結石

介護のポイント

- 1日2L以上の水分を摂取する。
- バランスの良い食事を心がける。
- 禁酒をする。

9 がん（悪性腫瘍） 高

肺がん

気管、気管支、肺胞の一部に発生する悪性腫瘍です。近年日本では、男女合計と男性のがん死亡原因のトップとなっており、患者数も増加傾向にあります。

症状

- 症状が出にくい。健康診断や人間ドックで発見されることが多い。
- 初期段階では咳や痰が出ることもある。
- 胸痛、腕痛、呼吸困難、喘鳴、息切れなどがみられる。
- 進行すると、食欲不振や体重減少などが現れる。

原因

- 最大要因は喫煙。受動喫煙も発症リスクを高める。
- 食生活、放射線、石綿、大気汚染、薬品などによって起こる。
- 結核などの肺の病気もリスク要因となる。

介護のポイント

- 禁煙を徹底する。
- 風邪などで呼吸状態が悪化するため、帰宅時の手洗いうがいなどを徹底し、感染予防に努める。
- 在宅酸素療法を行う場合は室内環境を整え、火気の取り扱いに気を付ける。

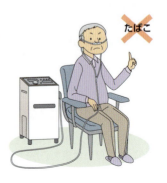

9 がん（悪性腫瘍） 高

大腸がん

大腸（盲腸、結腸、直腸、肛門）に発生するがんで、日本人では直腸とS状結腸、上行結腸、横行結腸、盲腸、下行結腸の順にみられます。近年増加傾向にあります。

症状

- 初期段階では自覚症状はほとんどない。
- 進行すると、血便、下血、貧血、下痢と便秘の繰り返し、便が細いなどの症状がみられる。
- 腹部膨満感、腹痛を伴うこともある。
- 大腸がんのステージは0期〜Ⅳ期までの5段階で分類されている。

原因

- 喫煙、飲酒。
- 食生活の欧米化による脂肪分の多い食事。
- 遺伝的要因。

介護のポイント

- 人工肛門を造設した場合、肛門周囲のただれのケアについて医療機関に確認する。
- 介護職は、人工肛門のパウチ（便を溜める袋）の排泄物の処理と一部交換を行うことができる。

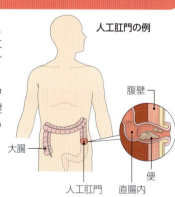

人工肛門の例

9 がん（悪性腫瘍）

乳がん

乳腺組織にできる悪性腫瘍で、40～50歳代の女性に多くみられます。日本人女性がかかるがんの中で最も多く、患者数は年々増えています。

症状

- 乳房にしこりができる。
- エクボ、ひきつれ、発赤など乳房に皮膚の変化が現れる。
- 乳頭から分泌物が出る。血性の場合もある。
- 乳頭部の陥没、びらんがみられる。
- 乳房周辺のリンパ節が腫れる。

早期発見のサイン
自己検診に加え、定期的に乳がん検診を行う。乳がん検診では、マンモグラフィーや超音波検査などが行われる。

原因

まだ解明されていないが、以下と関与があるといわれている。
- 体内のエストロゲン濃度が高い（初潮年齢が早い、閉経年齢が遅い、出産歴がない、または高齢出産、授乳経験がない、閉経後の肥満）。
- 飲酒、喫煙。
- 遺伝的要因。

介護のポイント

- 手術を受けた側の腕はリンパ浮腫が生じやすいため、負担をかけないようにする。手術後、肩や腕、袖口の部分がきつい衣服は避ける。
- 体重増加はリンパ浮腫につながるため、バランスの良い食事を心がけて体重をコントロールする。

検査と診断

【画像検査・触診】

マンモグラフィー、超音波、CT、MRIなどに加え、しこりや乳房の形、皮膚の変化などを調べるため視診や触診を行う。ほかに細胞診（分泌液を採取する分泌液細胞診、細胞を吸引する穿刺吸引細胞診）、病変組織を採取する組織診（生検）など。

 ## 治療

以下の3つを組み合わせて行う。
- 手術治療（乳房温存術、乳房切除術）。当日または後日、乳房再建術を行うことがある。
- 放射線治療。
- 抗がん薬、ホルモン薬などの薬物療法。

乳がんが疑われる場合

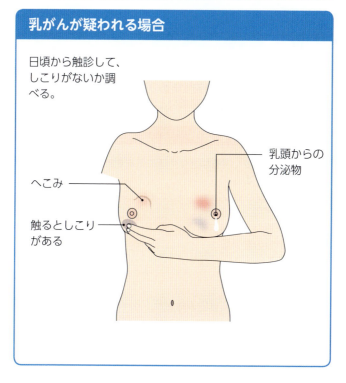

日頃から触診して、しこりがないか調べる。

- 乳頭からの分泌物
- へこみ
- 触るとしこりがある

9 がん（悪性腫瘍） 高

胃がん

胃の内側の粘膜にできるがんです。がんの中では死亡者数が多く、粘膜や粘膜下層にとどまる早期胃がんと、それより深く浸潤する進行胃がんに分けられます。

症状

- 初期段階では自覚症状がほとんどない。
- 腹痛、腹部膨満感、吐き気、げっぷ、胸やけなどが起こる。
- 進行すると、嘔吐、体重減少、吐血、黒色便などがみられるようになる。

原因

- 喫煙。
- 肉や魚の焦げ、塩分や動物性脂肪の過剰摂取、過度の飲酒など。
- ヘリコバクター・ピロリ菌感染と関与があるといわれている。

介護のポイント

- 野菜や牛乳を多く摂るなど食生活に気を付ける。
- 禁煙、節酒をする。
- 胃切除後はダンピング症候群が起こる可能性があるので、消化の良いものを少量ずつ提供する。

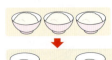

一回の食事量を減らし、回数を増やす

治療

- 早期がんに対しては内視鏡治療、進行がんに対しては開腹手術が一般的。
- 補助療法として薬物治療が行われることがある。
- 補助的に放射線治療が行われることもある。

9 がん（悪性腫瘍）

その他のがん

介護現場では、前述のがん以外にもよくみられるがんがあります。がんは部位、病期ステージ、病態などによって治療が異なるため、各々に応じた介護が求められます。

症状

がんは部位により症状が変わり、初期の段階では自覚症状がないものが多くある。共通してみられる症状では下記が挙げられる。
- しこりが出る（乳がん、甲状腺がんなど）
- 便秘、下痢などの便通異常（大腸がん）
- 血便、タール便（大腸がん、胃がんなど）
- 血尿（腎臓がん、膀胱がんなど）
- 血痰（肺がんなど）
- 皮膚が黄色くなる（肝臓がん、膵臓がんなど）

部位別がん死亡データ（2015）

	男性	女性	男女計
1	肺	大腸	肺
2	胃	肺	大腸
3	大腸	胃	胃
4	肝臓	膵臓	膵臓
5	膵臓	乳房	肝臓

出典：国立がん研究センターがん情報サービス「がん登録・統計」

- 同じがんでも発生部位により、原因や症状は異なる。特徴を把握することで早期発見につながる。

口腔がん

口の中にできるがんの総称。舌、歯肉、口腔底、頬粘膜、口蓋、口唇などに分けられる。

症状

- なかなか治らない口内炎や傷、潰瘍がある。
- 口の中に腫れ、水ぶくれ、ただれ、痛みがある。
- 口の中に硬いしこりがある。
- 口臭や歯のぐらつきがある。

原因

- 喫煙、飲酒。
- 歯磨きをしない。
- 合わない入れ歯や詰め物で粘膜を刺激される。
- 栄養不良。

食道がん

食道に発生する悪性腫瘍。日本では、粘膜の上皮にできる扁平上皮がんが全体の9割以上を占める。欧米では腺がんが多いといわれている。

症状

- 初期段階では自覚症状がほとんどない。
- 進行すると食べ物がしみる感じや、つかえた感じがする。
- 転移すると胸痛・背部痛、咳、血痰、息苦しさなどが出ることもある。

原因

扁平上皮がん
- 喫煙、大量の飲酒。
- 熱い食べ物や辛い食べ物などの刺激物、焦げた肉や魚。

腺がん
- 逆流性食道炎。

肝がん

肝臓そのものから発生する原発性と、ほかの臓器から転移した転移性があり、原発性では肝細胞がんが9割を占めている。

症状

- 初期段階では自覚症状がほとんどない。
- 進行すると倦怠感、腹痛、腹水、黄疸などが生じる。
- がんが破裂して腹腔内で出血すると、激痛とショック状態が起こることがある。

原因

- ウイルス性肝炎（B型、C型）による慢性肝炎や肝硬変によるものが多い。
- 脂肪肝、飲酒、喫煙、カビ毒のアフラトキシンなどにも起因する。

膵がん

膵臓に発生し、9割以上は膵管にできる悪性腫瘍。早期の発見は難しく、年々患者数が増加している。

症状

- 初期段階では自覚症状がほとんどない。
- 進行すると、体重減少、黄疸、腹痛、背部痛、腹部のしこりなどがみられる。
- 末期には吐血や下血が起こる。

原因

- 遺伝的要因。
- 喫煙、肉や脂肪分の過剰摂取、飲酒、ストレスなど膵臓に負担がかかるもの。
- 糖尿病。

腎がん

主なものは腎実質にできる腎細胞がん。片方の腎臓にできることが多く、40歳ぐらいから増加する。

症状

- 初期段階では自覚症状がほとんどない。
- 食欲低下、体重減少、貧血、発熱、むくみ、息切れなどなどが起こる。
- 悪化すると、血尿、脇腹の痛みやしこりがみられる。

原因

- 肥満、喫煙、高血圧、乳製品の過剰摂取など、生活習慣に関わる因子。
- フェナセチン含有鎮痛薬の使用。
- 遺伝的要因。

膀胱がん

膀胱粘膜にできる悪性腫瘍。60歳以降の発生頻度が高く、女性よりも男性に多くみられる。

症状

ほかのがんと異なり、初期症状が現れやすい。
- 痛みを伴わない血尿がみられることが多い。
- 頻尿、排尿痛など、膀胱炎のような症状が出ることもある。

原因

- 喫煙。
- 慢性的にアニリン、ベンチジン、ナフチラミンなどの化学物質へさらされる。
- 特定の抗がん剤、フェナセチン含有鎮痛剤の使用。

甲状腺がん

女性によくみられる疾患で、そのほとんどが乳頭がん。性質がおとなしく、進行が遅いといわれている。

症状

- 自覚症状が少ない。
- しこりが生じることもある。
- 進行すると声がれ、咳、呼吸困難が起こる。
- 食道に浸潤すると、嚥下障害なども現れる。

原因

まだはっきりと解明されてはいないが、以下と関与があるといわれている。
- 遺伝的要因。
- 放射線の被曝、放射性ヨウ素の摂取も要因のひとつと考えられている。

前立腺がん

男性の前立腺に発生するがん。もともと欧米に多い疾患であるが、近年日本でも患者数が増加している。

症状

- 初期段階では自覚症状がほとんどない。
- がんが大きくなると、排尿困難、頻尿、残尿感、排尿痛などが現れる。
- がんが尿道や膀胱に広がると血尿が出る。

原因

- 食生活の欧米化による動物性脂肪の過剰摂取。
- 肥満。
- 加齢によるホルモンバランスの崩れ。
- 遺伝的要因。

子宮がん

子宮の入口に発生する子宮頸がんと、子宮内膜にできる子宮体がんがある。頸がんの患者が約7割を占めている。

症状

- 子宮頸がんの初期段階では自覚症状がほとんどない。進行すると不正出血、下腹部痛などが起こる。
- 子宮体がんでは閉経後の不正出血、排尿痛、おりもの、性交時痛などがみられる。

原因

- 子宮頸がんは、ヒトパピローマウイルス（HPV）、喫煙など。
- 子宮体がんは、エストロゲンの刺激が長期間続く場合（出産未経験、閉経が遅い、閉経後肥満、月経不順）と、エストロゲンが関与しない場合がある。

卵巣がん

卵巣表面や内部の悪性腫瘍。発生する場所により上皮性、胚細胞性、性索間質性などのタイプがあり、その多くを上皮性のがんが占めている。

症状

- 初期段階では症状がほとんどない。
- 進行すると、不正出血、しこり、腹部膨満感、頻尿、息切れなどがみられる。
- 腫大した卵巣がねじれると、激痛が起こる。

原因

まだ解明されていないが、以下と関与があるといわれている。
- 妊娠・出産経験が少ない、不妊、更年期以降の年齢、肥満、喫煙、糖尿病、遺伝など。

皮膚がん

皮膚に生じるがんの総称。基底細胞がん、有棘細胞がん、悪性黒色腫（メラノーマ）が3大皮膚がんと呼ばれている。

症状

- 基底細胞がんでは、痛みはなく、潰瘍から出血することがある。
- 有棘細胞がんでは、出血、悪臭、膿を伴うことがある。
- 悪性黒色腫では、手足の爪に多く、左右非対称で境界不明瞭。表面が隆起している。

原因

- 基底細胞がんは、紫外線、やけどの瘢痕、放射線など。
- 有棘細胞がんは、紫外線、やけどや外傷の瘢痕、皮膚の潰瘍、慢性炎症、ウイルス、放射線など。
- 悪性黒色腫は、遺伝、環境、紫外線、外的刺激など。

がんの転移

がん細胞が最初に発生した場所から別の部位に移動し、そこで再び同じ性質のがんを形成すること。

リンパ行性転移
- がん組織がリンパ管に侵入し、リンパの流れに乗って別の部位のリンパ節に運ばれ、増殖する。

血行性転移
- がん組織が血管内に侵入し、血液に乗って別の部位に運ばれ、増殖する。

播種性転移
- がん組織が剥がれ、近接する胸腔内や腹腔内に種を播いたように広がり、増殖する。

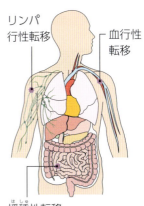

10 精神の疾患　高

うつ病

抑うつ、不安、食欲不振、不眠などが2週間以上続く状態です。自殺の危険性が高いため、会話や行動などの変化を見逃さないように十分に見守ることが必要です。

症状

- 精神症状として、感情・気分障害（抑うつ、不安、焦燥感、イライラ感など）、意欲障害（無気力、無関心など）、思考障害（集中力や判断力の低下）などが現れる。
- 自殺念慮がみられるほか、自殺を図ることもある。
- 身体症状として、倦怠感や疲労感、不眠などがあることが多い。食欲不振、吐き気、便秘などの消化器症状、体重減少、頭痛、めまい、しびれなどの症状がみられることもある。
- 朝は調子が悪く、夕方から夜にかけて症状が軽減する日内変動がみられる。

早期発見のサイン
抑うつや不眠などがほぼ毎日2週間以上続く場合は精神科を受診する。認知症との判別が難しいが、うつ病は自殺の危険性があるため専門医による治療が必要になる。

原因

- ストレス（離婚、身近な人の死、仕事の借金など）、人間関係、病気、生活環境の変化などがきっかけとなることが多い。
- 脳内で神経伝達物質の分泌が減少したり、働きが低下すると発症すると考えられている。

覚えておきたい予防策
趣味や運動、深呼吸、入浴などでリラックスし、ストレスを上手に発散してため込まないようにする。

介護のポイント

- うつ状態のときに「頑張れ」という励ましは厳禁。本人は「頑張りが足りないから治らないんだ」というプレッシャーで無理をし、症状が悪化しやすい。
- 体調が悪いときは十分休息をとり、無理に外出を促さない。
- 不安や悩みを受け止め、相手の気持ちに寄り添い十分に話を聞く。
- 薬を途中で中断すると再燃や再発をしやすいため、医師の指示通りに服用する。
- 著しい行動力の低下、自殺念慮などがみられるときは医師に相談する。

 ## 検査と診断

【臨床検査・心理検査】
HAM-D（ハミルトンうつ病評価尺度）、PHQ-9（こころとからだの質問票）などを用いた診察に加え、ほかの病気と判別するため尿検査や血液検査を行う。

治療

- SSRIやSNRIなどの抗うつ薬を服用し、症状によっては睡眠導入薬、抗不安薬、気分安定薬、非定型抗精神病薬などを併用する。
- 認知行動療法、対人関係療法などの精神療法を行うこともある。

うつ病にみられる症状

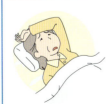

強い疲労感と倦怠感

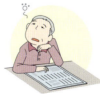

あらゆることに無関心

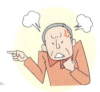

怒りっぽくなる

10 精神の疾患

統合失調症
とうごうしっちょうしょう

幻覚、妄想、思考障害など現実にない物や状態が出現する症状がみられ、それに伴って家庭や社会で生活を営む機能が障害を受ける状態です。

症状

- 急性期は、幻覚、幻聴、妄想などの本来ないはずの物事を感じる陽性症状が現れることが多い。思考障害により興奮など異常行動が現れたり、話が支離滅裂になることがある。
- 慢性化すると陽性症状が軽減する一方、抑うつ、感情鈍麻、意欲の欠如など本来あった感情や行動が低下する陰性症状が現れる。認知障害も現れ、社会機能の低下や自閉（社会的引きこもり）などが起こり日常生活に支障が出ることもある。

早期発見のサイン
発症前に不眠、不安感、物音や光に敏感になるなどの前兆が現れることがある。その後、不安や緊張感が強くなり、幻覚、幻聴など統合失調症特有の症状がみられる。

原因

- 脳の大脳辺縁系で神経伝達物質であるドパミンが過剰になると幻覚、妄想、興奮など陽性症状が現れるとみられている。
- 根本的な原因は明らかではないが、脳の機能に何らかの異常が起こり、進学・就職・結婚などの人生の変化が発症の契機となることが多い。

覚えておきたい予防策
確実な予防法はないが、過剰なストレスは発症の一因となるため、規則正しい生活をし、適度に気分転換をする。

介護のポイント

- 幻覚、幻聴、妄想などの現象を否定せず、本人が悩みや苦しみを訴えるときは、できるだけ話を聞く。
- うつ病や認知症などとの判別が難しいが、適切な治療をしないと長期化するため定期的に受診する。
- 病気の認識が欠如しており服薬拒否することが多いため、医師から処方された薬は必ず服用させる。
- 興奮が激しく本人や他人に危害が及ぶ恐れがある場合は、主治医に相談し適切な対応をする。

 ## 検査と診断

【画像検査・認知機能検査】
頭部MRI検査や認知機能検査などでほかの病気でないことを確認し、医師の診察、臨床検査の結果から診断する。

治療

- 抗精神病薬を服用し、症状により気分安定薬、睡眠導入薬、抗不安薬などを併用することがある。
- 認知療法などの精神療法、作業療法、レクリエーション療法を行う場合もある。

統合失調症における介護のポイント

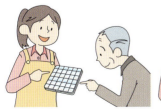

服薬介助

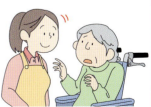

会話の手助け

10 精神の疾患 高

せん妄

脳の機能低下で頭が混乱し、突然、見当識障害、注意力や思考力の低下、意識混濁などが現れます。数日中に進行し昏睡状態や死に至る場合もあります。

症状

- 最初に見当識障害（時間や場所がわからなくなる）が現れることが多く、注意力や思考力の低下、睡眠障害、幻覚・妄想、イライラ、錯乱、興奮、不安などの情動・気分の障害、振戦などの神経症状がみられる。
- 数時間から数日間で認知機能が著しく低下し、慢性の脳機能障害となることがある。

介護のポイント

- 光や音の刺激を適切にし、落ち着ける環境を整える。
- 見当識を保てるように部屋に時計、カレンダー、家族の写真などを置く。
- メガネや補聴器などは、手に取りやすい場所に置く。
- 点滴チューブ、膀胱カテーテルなどの器具は、受傷リスクを高めるため、なるべく使用しない。
- 昼夜逆転の生活にならないように日中は起き、こまめに水分補給する。

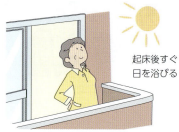

起床後すぐ日を浴びる

10 精神の疾患

睡眠障害（すいみんしょうがい）

入眠できない、入眠中何回も目が覚める、早朝目覚める、夜睡眠をとっても昼間眠いなど睡眠に関する問題の総称で、身体機能やQOLの低下などにつながります。

症状

- 最も多いのは不眠症で、寝付くまで時間がかかる、何回も目覚める、早朝目が覚めるなどの症状がある。
- ほかに入眠時間と起床時刻がずれて日常生活に支障が出る、十分睡眠をとっても日中眠くなる、突然猛烈な眠気に襲われるなどの場合もある。
- 睡眠時無呼吸症候群、むずむず脚症候群（足のむずむず感）など、身体症状を伴う睡眠障害もある。

介護のポイント

- 毎日同じ時間に起床し、すぐ日光を浴びる。規則正しい生活をし、適度な運動をする。
- 昼寝は、昼食後から15時までの間に30分未満とするとよい。
- アルコール、喫煙、刺激物を控え、夕方以降はカフェインを避ける。睡眠導入薬とアルコールの併用はしない。
- 寝室に遮光カーテンをつけ、早朝に光が入らないようにする。
- 就寝前はテレビやパソコンなどを避ける。

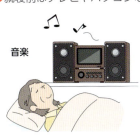

音楽

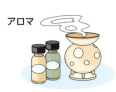

アロマ

10 精神の疾患

アルコール依存症

飲酒の量、飲む時間や場所などを自分でコントロールできない状態です。多量の飲酒習慣により、自分の体だけでなく家庭や日常生活に悪影響を及ぼします。

症状

- 飲酒を断つと離脱症状が現れる。数時間後から振戦、発汗、けいれん発作、不眠、イライラ感、幻覚などがみられ、2～3日後から幻視、見当識障害、興奮などがみられる。
- 過剰な飲酒習慣により、肝臓などの消化器、脳など全身に障害が起こり死に至ることが多い。
- 飲酒がもとで、家庭や社会で金銭問題、暴力事件、交通事故などのトラブルを起こすことも多い。

原因

- 過剰な飲酒習慣によって脳内の神経細胞の機能が変化し、脳がより大量のアルコールを求めるようになり、自分の意思で止めることができなくなると考えられている。
- アルコール依存症はお酒に強いタイプの方が発症しやすく、遺伝の関与が大きいとされる。

介護のポイント

- 1滴でもアルコールを飲むと治療開始前の状態に戻るため、絶対飲酒しない。酒は目の届くところに置かないようにし、飲酒できる飲食店などに近づかない。
- 同じ時間に食事し、空腹時は水や飴などを口にする。
- うつ病、アルコール性認知症などを併発していることがあるため、気になる言動がみられたら医療機関に相談する。
- 趣味や適度な運動をし、断酒により増える自由時間を有効に活用する。

神経症性障害

心理的な原因による精神障害です。かつて神経症と呼ばれましたが、現在はパニック障害、全般性不安障害、社交不安障害、強迫性障害、PTSDなどに分けられます。

症状

- パニック障害は突然動悸、めまい、吐き気、振戦などの発作が現れ、日常生活に支障がある状態、全般性不安障害（GAD）は過度の不安や心配が慢性的に続く状態、社交不安障害（SAD）は対人関係や大勢の前で過度に緊張する状態である。
- 強迫性障害は手洗い、戸締りなど特定の行為や物事に強い不安やこだわりを持ち、繰り返すことで日常に支障がある状態である。
- PTSD（心的外傷後ストレス障害）は犯罪、事故などの苦痛な記憶が突然蘇り、気持ちの動揺や動悸、発汗などがみられる。

原因

- パニック障害、全般性不安障害、社交不安障害、強迫性障害の原因は不明だが、脳の神経伝達物質の影響と考えられる。
- PTSDは、犯罪、事故、地震や火事などの災害、暴力などの生死に関わる危険な体験による、強い精神的衝撃が要因。

介護のポイント

- 発作や症状が現れやすい場所や状況がわかる場合、該当の場所や状況をできるだけ避ける。
- ストレス、寝不足、過労、風邪などの感染症は、症状悪化や再発を招くため避ける。
- 発作や症状が消失しても再発防止のため治療を続ける。
- 生活リズムを整え、同じ時間に起床や食事などをする。
- 趣味や適度な運動などで症状や発作以外に意識を向ける。

11 皮膚の疾患

褥瘡（じょくそう）

体重で長時間圧迫された部位の血流が悪化し、皮膚の赤み、ただれ、水疱（すいほう）などができる状態で、壊死（えし）することもあります。一般的には床ずれともいいます。

症状

- 仙骨や大転子（だいてんし）など骨が出っ張った部位などの皮膚が赤くなり、次第に紫斑や水疱（すいほう）が現れる。水疱（すいほう）が破れるとただれがみられる。
- ただれた部位から液や膿がにじみ出て、潰瘍となることがある。さらに悪化すると筋肉まで病変が達し、骨が見える。

早期発見のサイン

人さし指で皮膚の赤い部分を軽く3秒ほど押し、色の変化を確認する指押し法がある。押しても赤みが消えない場合は褥瘡（じょくそう）の可能性があるため、医師か看護師に相談する。

原因

- 自力で体位変換ができないと、皮膚の同じ部分が長時間圧迫されて血流が悪くなり、皮膚や皮下組織、筋肉などに酸素や栄養が十分届かなくなる。
- 体を動かすときなど皮膚の表面と内部にずれが生じると褥瘡（じょくそう）が起こりやすい。
- 皮膚の乾燥（ドライスキン）、汗や排泄物などによる汚れやふやけ、低栄養、骨粗鬆症（こつそしょうしょう）や糖尿病などの持病、抗がん剤やステロイド剤などによる免疫力の低下なども一因となる。

覚えておきたい予防策

定期的に体位変換を行い、体圧分散寝具などを使用する。骨が突出した部位に褥瘡（じょくそう）予防用テープなどを貼る。皮膚を清潔に保ち、保湿クリームなどによるスキンケアも心がける。

介護のポイント

- 2時間以内を目安に体位変換を行う。体圧分散寝具やクッションなどを利用し、長時間同じ場所に圧力が集中しないようにする。
- ぬるま湯か水道水で洗浄した後はドレッシング材（創傷被覆材）で覆い、外部からの刺激や細菌侵入を防ぐ。水疱ができたときは破らない。
- 褥瘡の状態に合わない外用薬を使用すると症状が悪化することがあるため、患部をよく観察し適切な手当てをする。
- エネルギーやたんぱく質を十分摂り、低栄養状態にならないようにする。

検査と診断

【臨床検査・細菌培養検査】
医師の診察による診断が通常だが、血液検査は低栄養状態、細菌培養検査は感染の有無を確認するために行う場合がある。

治療
- 医師と相談のうえ、症状に合った外用薬（塗り薬）を塗布し、ドレッシング材で傷を覆う。感染や炎症を起こしている場合は抗菌薬を投与することもある。
- 壊死を起こした場合は、状態により手術で摘出することもある。

褥瘡の発生しやすい部位

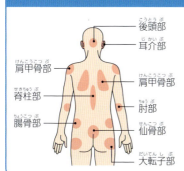
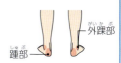

仰臥位では仙骨部、踵部、後頭部。坐位では大転子部。側臥位では仙骨部、脊柱部など、体重がかかる部位に褥瘡が起こりやすい

11 皮膚の疾患

皮膚搔痒症

皮膚搔痒症は、発疹などの異常はないものの、かゆみがある状態です。高齢者は、皮膚の乾燥によりかゆくなる老人性皮膚搔痒症が起こりやすくなります。

症状

- 皮膚にかゆみがあるが、赤み、発疹、ただれなどの病変はみられない。ただし、かきむしると、皮膚を傷つけて炎症を起こすこともある。
- ドライスキン（皮膚が乾燥している状態）の場合が多く、白い粉を吹いたように見えることがある。

原因

- 加齢や空気の乾燥などにより皮膚内の水分や皮脂が減少し、皮膚の角質層の隙間から刺激物や紫外線などが侵入すると、かゆみが起こりやすくなる。
- 肝炎、腎不全などの内臓疾患、糖尿病、がんなどが原因の場合もある。

介護のポイント

- 入浴時に、熱いお湯だとかゆみが出やすいので避ける。石けんやシャンプーなどは洗浄力の強いものを避け、ぬるめの湯で十分すすぐ。
- 化学繊維やウールの衣類を避け、新しい肌着は着る前に水洗いする。
- 爪は短く切り、なるべくかかないようにする。
- 室内は適度な温度と湿度を保ち、こまめに清掃を行う。

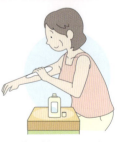

保湿剤をこまめに塗る

11 皮膚の疾患

疥癬（かいせん）

ヒゼンダニが皮膚に寄生して起こる皮膚疾患で、かゆみ、発疹（ほっしん）などを伴う感染症です。衣類を介して間接的に感染し、通常疥癬と角化疥癬の二つのタイプがあります。

症状

- 通常疥癬の場合、手のひら、指の間や側面などに疥癬トンネル（線状の発疹（ほっしん））、おなか、腕、足、腕などに丘疹（きゅうしん）や結疹（けっしん）（赤いぶつぶつ）が現れ、激しいかゆみを伴う。
- 角化型疥癬の場合、手、足、膝、肘などに灰色から黄白色のザラザラの重積した垢がみられる。かゆみは比較的軽い。

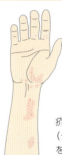

疥癬トンネル
（ダニが皮下を通った跡）

原因

- ヒゼンダニが皮膚に寄生すると発症する。主な感染経路は、感染者との直接接触、タオル類や寝具を介した間接接触がある。
- 角化型疥癬の場合、剥がれ落ちた角質（垢）に付着したダニにより感染することがある。

介護のポイント

- 感染者と接触する前後は手洗いをする。角化型疥癬は特に感染力が強いため、患者と接するときは手袋を使用する。
- タオル類、スリッパなどはほかの人と共有しない。洗濯物は50度以上のお湯に10分以上浸してから洗うか、洗濯後に乾燥機にかけてヒゼンダニを死滅させる。
- こまめに掃除をし、角化型疥癬感染者の落屑（らくせつ）が床に残らないようにする。

11 皮膚の疾患

皮膚真菌症（ひふしんきんしょう）

真菌（カビ）が皮膚に感染して起こる病気です。原因菌によって白癬、カンジダ症などに分けられ、頭部や爪などに感染することもあります。

症状

- 最も多い足白癬（水虫）の場合、趾のふやけ、丘疹、小水疱などがみられ、慢性化すると皮膚が厚くなりボロボロ剥がれる。爪水虫（爪に白癬菌が侵入した状態）になると、爪が黄色になり肥厚しもろくなる。股間にかゆみと皮疹が生じる股部白癬（インキンタムシ）、頭皮の炎症、細かいフケ、脱毛などがみられることもある。
- カンジダ症は、股部、陰部、手指の間にかゆみ、ジクジクした紅斑、小水疱や膿などがみられる。

早期発見のサイン
かゆみを伴う発疹や水疱が現れた場合、皮膚真菌症の可能性が考えられる。症状が治まっても、皮膚に原因菌が生存していると再発する可能性があるため、早めに受診する。

原因

- 白癬は、皮膚糸状菌というカビ（白癬菌）の感染が原因。感染者が使用したスリッパや、皮膚の垢などを介して感染する。
- カンジダ症は、風邪、疲労、ストレスなどにより免疫力が低下し、もともと体内に存在するカンジダ菌が増殖し発症する。

覚えておきたい予防策
体を清潔に保ち、手足の指の間などをこまめに洗う。軽石を使用すると、皮膚を傷つけ原因菌が侵入しやすくなる。靴下や靴は通気性がよいものを選び、毎日履き替える。

介護のポイント

- 皮膚、爪、髪の毛などに原因菌が生息していると再発するため、自覚症状がなくても薬の使用を続ける。
- タオル、バスマット、スリッパ、爪切りなどはほかの人と共有しない。
- 毎日足などの患部を洗う。入浴できないときはタオルで清拭する。
- ケガや傷に白癬菌が付着すると炎症を起こし、蜂窩織炎を発症することがあるので注意する。

検査と診断

【直接鏡検検査】
皮膚や毛、爪の一部など感染の可能性がある部位から採取した後に顕微鏡で観察し、白癬菌やカンジダ菌の有無を確認する。

治療
- 白癬の場合、抗真菌薬を塗布したり、経口薬を服用する。
- カンジダ症の場合、イミダゾール系抗真菌薬などの外用薬、イトラコナゾールなどの内服薬を投与する。

白癬の寄生部位と病名

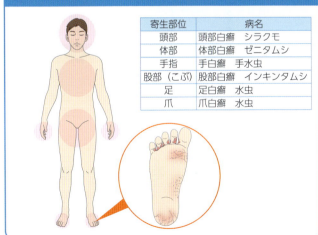

寄生部位	病名
頭部	頭部白癬　シラクモ
体部	体部白癬　ゼニタムシ
手指	手白癬　手水虫
股部（こぶ）	股部白癬　インキンタムシ
足	足白癬　水虫
爪	爪白癬　水虫

11 皮膚の疾患　高

湿疹
しっしん

湿疹は、皮膚が炎症を起こしてかゆみを伴う発疹がある状態です。このうち外的刺激が皮膚に触れると起こる湿疹やかゆみは、かぶれといいます。

症状

- 発疹の色により紅斑、紫斑、白斑などに分けられる。状態により、丘疹（半球状に隆起した1cm以下のもの）、結疹（丘疹より大きい発疹）、水疱（液体がたまり隆起したもの）、膿疱（水疱のうち膿がたまったもの）などに分けられ、かゆみを伴う。
- 表皮が傷になるとびらんとなり、さらに傷が深くなると潰瘍となる。
- 皮膚に直接触れて起こる炎症や発疹は、かぶれと呼ぶ。

早期発見のサイン
発疹とかゆみがある場合は、湿疹の可能性が考えられる。まれにアナフィラキシーショックを起こすことがあるため、湿疹以外の症状がある場合はすぐに受診する。

原因

- 皮膚のバリア機能の低下により起こりやすい。
- かぶれの場合、原因物質が皮膚に接触すると起こる接触性皮膚炎以外に、特定物質へのアレルギー反応で起こるアレルギー性皮膚炎がある。

覚えておきたい予防策
あせもを放置すると湿疹ができることがある。汗や汚れはこまめに拭き取り、清潔に保つ。過去に食物や薬剤などでアレルギー症状を起こしたことがある場合は、原因物質を口にしたり、触れたりしないように気を付ける。

介護のポイント

- 原因物質がわかっているときは、口にしたり触れたりしないようにする。
- 下着は綿など肌触りのよいものを選び、化学繊維やウールなどの衣類は避ける。
- 入浴時は、低刺激性石けんを使い、肌を強くこすり過ぎないようにする。入浴後は清潔なタオルで水分を取る。
- 室内の乾燥や湿気に注意し、適切な温度と湿度を保つ。

検査と診断

【診察】
通常、医師の診察で診断する。

治療

- 外用薬を塗布する。細菌感染時は抗菌薬、アレルギーの場合はステロイド薬を使用する。
- まぶたや唇などの腫れ、呼吸困難、意識障害などアナフィラキシーの症状が現れた場合は、すぐ救急車を呼ぶ。

主な湿疹の種類

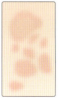

紅班(こうはん)
外傷などはなく皮膚が赤くなる

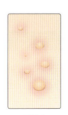

丘疹(きゅうしん)
1cm以下の半球型の盛り上がりがみられる

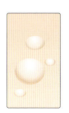

水疱
皮膚の中に液体がたまり水ぶくれになった状態

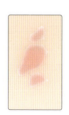

びらん
表皮に傷があり皮膚がただれている状態

11 皮膚の疾患

薬疹(やくしん)

薬疹は薬の副作用で起こる発疹(ほっしん)です。重症の場合は、原因薬剤を中止しても症状が悪化し死亡することもあるため、すぐ医療機関を受診するようにしましょう。

症状

- 薬剤の投与直後から2、3週間後に発疹(ほっしん)が現れる。重症例としてアナフィラキシー、中毒性表皮壊死融解症(TEN)、スティーブンス・ジョンソン症候群(SJS)などがある。
- アナフィラキシーは湿疹(しっしん)などの皮膚症状に加え、咳、呼吸困難など呼吸器症状、目のかゆみ、むくみ、唇の腫れなど粘膜症状、腹痛や嘔吐(おうと)などの消化器症状、血圧低下、意識喪失などが現れ、死に至ることがある。
- 中毒性表皮壊死症(TEN)を発症すると皮膚が赤くなり、こするだけで剥離し、薬疹の中で最も重症。
- スティーブンス・ジョンソン症候群(SJS)は、全身に紅斑、びらん、水疱(すいほう)がみられ皮膚が壊死することがある。高熱、全身倦怠感(けんたいかん)、食欲低下などの症状を伴う。

原因

- 原因となる薬剤の使用で発症する。または過去にアレルギー性の薬疹を起こした薬剤を使用すると起こりやすい。

介護のポイント

- 以前に薬疹の原因となった薬剤は使用しない。市販薬などにも該当成分が含まれている場合があるため、使用前に医師か薬剤師に相談する。
- 薬の過剰投与や飲み合わせが原因となる場合があるため、処方薬の重複や飲み合わせに問題がないか確認する。

11 皮膚の疾患

帯状疱疹

水疱・帯状疱疹ウイルスによる感染で起こります。子どもの頃の水疱瘡のウイルスが知覚神経に潜伏し、免疫力が低下すると、神経を伝わって皮膚に現れて炎症を起こします。

症状

- 神経に沿ってチクチクするような皮膚の痛みから始まり、やがて赤い発疹ができて水疱となり、帯状に広がる。症状は体片側のみ現れ、胸から背中、腹部などに起こることが多い。
- 皮膚症状が治まった後も痛みが続く帯状疱疹後神経痛、顔面神経麻痺、味覚障害、運動麻痺などの合併症が起きることもある。

介護のポイント

- 過去に水疱瘡の発症歴がない人が、帯状疱疹患者に接触すると水疱瘡を発症することがあるので注意する。
- ストレスや疲労をためないようにし、十分休養をとる。
- 肌を温めると、痛みが和らぐことが多い。ただし、カイロを皮膚に直接貼ると低温やけどの可能性があるので避ける。
- 発疹が消えてかさぶたが取れても痛みが残り帯状疱疹後神経痛の可能性がある場合は、医師に相談する。

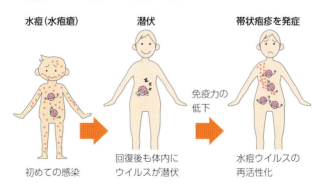

11 皮膚の疾患

蜂窩織炎（ほうかしきえん）

細菌感染により、皮膚の深いところから皮下脂肪組織にかけて化膿し炎症を起こす状態です。悪化すると壊死性筋膜炎や菌血症などを起こし、生命の危険性が高まります。

症状

- 下腿部や足の甲などに発赤、腫れ、浮腫（むくみ）、圧痛、疼痛、熱感などがみられる。皮膚症状以外に発熱、頭痛、悪寒、関節痛を伴うこともある。
- 橙皮状皮膚（オレンジの皮のような外観）になることが多く、水疱ができることもある。
- 重症化すると低血圧、せん妄、皮膚の剥離などがみられる。壊死性筋膜炎（筋膜の壊死）や菌血症（無菌であるはずの血液中に細菌が認められる状態）を起こし、生命を脅かすことがある。

早期発見のサイン
ケガの後、急に赤く腫れた場合は蜂窩織炎の可能性が考えられる。患部が熱や痛みを帯び、オレンジの皮のような凹凸がある場合は、早めに医療機関を受診する。

原因

- 主な原因は化膿レンサ球菌や黄色ブドウ球菌などの細菌であり、傷や皮膚の膿瘍に感染して発症する。リンパのうっ滞や浮腫により発症することもある。
- 足白癬（水虫）などの皮膚真菌症、糖尿病、慢性静脈不全症、リンパ浮腫などは、蜂窩織炎の発症や再発のリスクを高くする。

覚えておきたい予防策
免疫力が低下すると傷が化膿しやすくなるため、虫刺されや小さな傷がある場合は、患部を清潔に保つ。

介護のポイント

- 足白癬に感染しないようにし、清潔に保つ。
- リンパ浮腫(ふしゅ)がある場合は、ストッキング、スリーブなど弾性着衣を使用し、マッサージを心がける。
- 虫刺されやケガに注意する。傷ができたら患部を清潔にし、化膿(のう)しないようにする。
- 風邪などの感染症にかかると免疫力が低下し、発症リスクが高くなるので注意する。

 ## 検査と診断

【培養検査】
通常は医師の診察で診断。重度の感染や、合併症を伴う感染がみられる場合は、血液培養検査や組織培養検査などを行う。

治療

- 原因菌に合わせた抗菌薬を投与する。膿がたまっている場合は、切開して出す。
- 患部は湿らせて冷たくしたドレッシング材で覆うと、症状を軽減できる。
- 足白癬がある場合は、治療を行う。

蜂窩織炎で荒れた手足

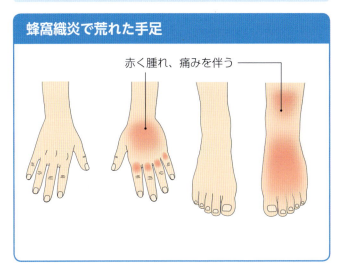

赤く腫れ、痛みを伴う

12 感染症

ノロウイルス感染症

非常に感染力が強く、体内に入ったノロウイルスが腸管で増殖し、嘔吐や下痢、腹痛などの症状を引き起こします。流行は冬季ですが、一年を通して発生します。

症状

- 主症状は、激しい嘔吐や下痢、腹痛。発熱は軽度。
- 潜伏期間は1～2日、通常1～3日で治癒する。
- 高齢者や免疫力が落ちている人は重症化しやすい。嘔吐物が気道に詰まり、死亡することもある。
- 感染しても軽い風邪のような症状しか出なかったり、発症しない場合もある。

原因

- ノロウイルスの経口感染による。
- 二枚貝が感染源になることが最も多いが、そのほかのノロウイルスに汚染された食物や水、その食物を調理したまな板、感染者の嘔吐物や排泄物が人の手を介して、二次感染を引き起こします。

覚えておきたい予防策

カキなどの二枚貝を調理する際は、85℃以上で1分以上加熱し、ノロウイルスを死滅させる。まな板やザル、包丁などの調理器具もその都度、通常の洗浄に加え、熱湯消毒する。また、身近に感染者がいる場合、消毒や手洗いを徹底する。

介護のポイント

- 排泄物や嘔吐物は、速やかにビニール袋に入れて口をしばり、空気中にウイルスが拡散するのを防ぐ（空気中のウイルスを吸い込むと感染することがあるため）。

- 排泄物や嘔吐物のあった場所を中心に、次亜塩素酸ナトリウムで消毒する（アルコール消毒は効果がない）。トイレの便座はもちろん、手すりや床、ドアノブ、床、壁など、感染者が触れたり、過ごした場所はすべて消毒する。
- 家族など身近に感染者がいる場合は、消毒や手洗い、手袋の着用を心がけ、感染拡大を防ぐ。

検査と診断

【問診、便検査】
通常は検査をせず症状や状態を診察して診断されます。検査が必要な場合は便検査、または嘔吐物を調べてノロウイルスが含まれているかを確認します。

治療
- ノロウイルスに有効な抗ウイルス薬がないため、対症療法が中心になる。
- 嘔吐や下痢によって、体から大量の水分や電解質が奪われるため、点滴や経口補水液によって補給する。
- 下痢止めは症状を悪化させる可能性があるため、自己判断で使用しないこと。

ノロウイルスの主な感染源

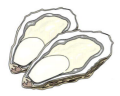 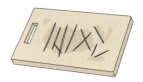

カキなどの二枚貝に加え、それらを調理したまな板やザルなどの調理器具も、感染源となる。

12 感染症

その他の食中毒

食中毒の種類は、細菌性食中毒、自然毒食中毒、科学性食中毒などに分類されます。発症数が一番多いのは細菌性食中毒で、さらに感染型と毒素型に分かれます。

症状

- 吐き気や嘔吐。
- 腹痛や下痢（特に細菌性食中毒の毒素型）。
- 発熱（特に細菌性食中毒の感染型）。
- 頭痛や意識障害、血便が出ることもある。
- けいれんや麻痺など、神経症状が出ることもある。

原因

- 細菌性食中毒の「感染型」は、腸炎ビブリオやサルモネラ菌などの細菌に感染した食物を摂取し、体内で増殖した細菌が病原体を持つことによって起こる。腸管出血性大腸菌が原因のO-157も、これに含まれる。
- 細菌性食中毒の「毒素型」は、黄色ブドウ球菌やボツリヌス菌などの細菌が食品内で生産した毒素を摂取して起こる。
- 自然毒食中毒の場合は、フグなどの動物性の毒、毒きのこなどの植物性の毒、カビの毒素、寄生虫などによって中毒を起こす。
- 科学性食中毒の場合は、食品添加物や金属などが入ってしまった食品を摂取して起こる。洗剤や農薬などが食品に誤って混入し、起こることもある。

覚えておきたい予防策

食肉や魚類は加熱調理し、生で食卓に出さない。また、手指などから食物についた細菌も食中毒の原因になるため、調理や食事介助の際は手指を石けんでしっかり洗い、調理器具や食器の衛生管理に気を付ける。

介護のポイント

- 安静に過ごし、水分補給ができるようサポートする。
- 患者から症状が消えたあとも、排泄物に菌が混じることがあるため、排泄サポートの際は、手袋やマスクの着用、消毒などを心がける。また、調理器具や食器は衛生管理に気を付け、調理や食事の介助の際も、手指を清潔にする。

 ## 検査と診断

【嘔吐物や便の検査・問診】

原因となった細菌や物質を特定するため、嘔吐物や便を調べたり、問診したりして、治療を始める。

治療

- 嘔吐や下痢で脱水症を起こすこともあるため、水分補給が難しい場合は、点滴で水分や電解質を補う。嘔吐や腹痛がひどい場合は、それらの対症療法としての薬物療法を行うことがある。
- 細菌性の場合は抗ウイルス薬を投与することがあり、自然毒の場合は胃の洗浄を行う場合もある。

主な感染源

カンピロバクター
牛・豚・鶏などの食肉のほか、牛乳にも含まれる。

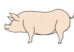

サルモネラ菌
鶏などの食肉や鶏卵、自家製アイスクリームなどに含まれる。

12 感染症

日和見感染症
ひよりみかんせんしょう

日和見感染症は、健康な人は感染しないような弱い病原体による感染症の総称です。闘病中の人や高齢者など、免疫力が落ちている人には危険な病気といえます。

症状と原因

- 免疫機能が十分に働いていないと、弱毒病原体（日和見菌）により以下のような症状が起こることがある。「MRSA感染症」や「緑膿菌感染症」も、この一種。
- 水場に存在するピンクの「セラチア菌」は、肺炎、腸炎、敗血症などを引き起こすことがある。
- 空気中やエアコンの吹き出し口などに存在する「アスペルギルス菌」（真菌／カビ）は、呼吸器に問題を起こし、肺組織を壊す。
- 「カンジダ」（真菌／カビ）による性器カンジダ症は、強いかゆみやカッテージチーズのようなおりものを伴う。かかるのは、主に女性。口腔カンジダ症は口に白い苔のような膜ができる。
- 「結核菌」が肺結核を発症させることがある。
- カビの一種が原因となる「カリニ肺炎」（ニューモシスチス肺炎）では、発熱、咳、呼吸困難が起こる。HIV感染者の中には、この肺炎によってAIDSを発症する人が多い。
- 加熱の不十分な食肉や猫の糞便、土壌や水により潜伏感染していた「トキソプラズマ」が再活性化することで、肺炎や脳炎、脈絡網膜炎などの症状が起きる。
- 土壌や川などに存在する「レジオネラ菌」は、倦怠感や頭痛、筋肉痛などの症状から始まり、咳や痰、高熱、悪寒、胸痛などの症状が出る。高齢者などはそこから肺炎を起こしやすい。

早期発見のサイン

体調の変化に注意し、38℃以上の発熱、咳や痰、息切れ、下痢、吐き気、激しい頭痛、便が黒いなどの症状が続くようであれば早期に受診する。

介護のポイント

- 高齢者は病原微生物に対する免疫機能が低下しているため、呼吸器、尿路、皮膚などの局所で感染しやすくなっている。部屋を清潔にし、感染を広げないために介護者自身も、患者と接する前後は手洗い・うがいなどの衛生面に気を付ける。

 ## 検査と診断

【画像検診】
結核などの発見には胸部X線、口腔カンジダ症などの検査は歯科検診を行う。どの日和見感染症にかかっていそうなのかによって検査方法は異なる。

治療
- 抗生物質などの薬物による治療を行う。抗生物質の使用を繰り返すと抗生物質に対する耐性ができて効きにくくなる。

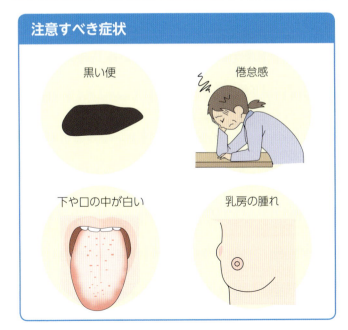

注意すべき症状

黒い便 / 倦怠感 / 下や口の中が白い / 乳房の腫れ

12 感染症

MRSA感染症
（エムアールエスエーかんせんしょう）

MRSAはメチシリン耐性黄色ブドウ球菌の略称です。空気中にも存在する弱い菌ですがメチシリンなどの抗生剤が効かず、院内感染の原因にもなります。

症状

- 肺炎、腸炎、角膜炎などにかかり、感染した部位によって発熱、咳、頭痛、腹痛、下痢、嘔吐、血尿、膿尿などの症状が出る。
- 高齢者のほか、手術後やがんなどで免疫機能が低下している人は重症化しやすく、死に至ることもある。

原因

- 免疫力が落ちているときに、皮膚や鼻、気道の粘膜からメチシリン耐性黄色ブドウ球菌が感染したことによる。
- 黄色ブドウ球菌は体内の常在菌であるため、MRSAも皮膚などから検出されることがある。健康なときは無害だが、免疫力が落ちたときに感染症の原因菌となる。

覚えておきたい予防策

生活空間を清潔にするほか、感染者が使用した物はエタノールで消毒し、介護の際は手洗い・うがいを徹底し、手袋を着用する。また、規則正しい生活とバランスのいい食事を心がけ、免疫機能を高めることも予防となる。

介護のポイント

- 部屋をきちんと清掃する。特にベッドの柵や備品など感染者が触れる物品は毎日消毒し、衛生管理に気を付ける。
- 介護の前後は十分な手洗い・うがいを行う。
- 血液や体液、排泄物などに触れるときは手袋を装着する。床な

どに付着した場合は、手袋を着用のうえ、ペーパータオルなどで拭き取り、0.1％の次亜塩素酸ナトリウムで消毒する。衣類などに付着した場合は、除去・乾燥ののちに洗濯を行う。
- 施設入居者から感染者が出た場合は感染を広めないため、なるべく個室で治療を行う。同一の浴槽を大勢で共用する場合は、感染者の入浴は最後が望ましい。
- MRSAの病原体を持っていても、感染症の症状のない場合は「保菌者」となる。感染源になる可能性があるため、保菌者の使用した物はきちんと消毒し、保菌者も介護者も手洗い・うがいを徹底する。

検査と診断

【細菌培養検査・問診】
原因菌を特定するため、感染部位と思われる箇所の細菌を痰、尿、便などから採取して培養検査する。症状と培養検査結果から総合的に診断する。

 治療
- MRSAはメチシリンだけでなく、複数の抗生剤に耐性がある多剤耐性菌であるため、どの抗菌薬を投与しても効果があるというわけではない。そのため、細菌培養検査で効果があるとわかった抗菌薬のみを投与する。

MRSAの感染予防法

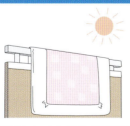
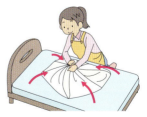

布団やマットレスなどの寝具は、日光によく当てて干す。また、シーツ交換の際はシーツに付いた菌が空気中に飛散しないよう、内側に包み込むようにして交換する。感染者が使用した物はエタノールによる消毒を行う。

12 感染症

緑膿菌感染症
りょくのうきんかんせんしょう

緑膿菌は自然界の土壌や河川、水回り、人間の皮膚・腸管内など、どこにでも生息する常在菌です。抗菌薬が効きにくく、感染すると重症化して死に至ることも。

症状

- 健康な人は発症しないが、高齢、手術後、療養中などで免疫機能が落ちていると感染しやすい。
- 感染した部位によるが、肺炎、尿路感染、敗血症、髄膜炎など。発熱、頭痛、咳、下痢、嘔吐、腹痛、血尿、膿尿などさまざまな症状が現れる。皮膚感染症では、床ずれ（褥瘡）などの傷に当てているガーゼに緑色の膿が付着することがある。
- 重症化すると、死に至ることもある。

原因

- 緑膿菌の感染。緑膿菌は洗面台などの水回り、花瓶の水などに生息していることが多く、そこから感染することがある。
- カテーテル類や創傷などから感染することがあるので、病院などの施設でも注意が必要。

覚えておきたい予防策

- 感染経路対策として、手洗い・うがい・洗顔などを行うのはもちろん、毎日使う日用品も常に清潔にしておく。
- 免疫機能が十分に働いている健康体であれば緑膿菌に感染しないため、規則正しい生活やバランスのいい食事で免疫機能を高めることも重要になる。
- 高齢であったり、がんなどの病気療養中であったりすると免疫機能が落ちているため、特に気をつけること。
- 身近に感染者がいる場合は、感染者が使用した物をエタノールで消毒する。

介護のポイント

- 湿ったままの雑巾やモップなどに緑膿菌が繁殖しやすいので、使用後は洗浄し、乾燥させること。
- 水に繁殖するので、花瓶などの水は何日もそのままにせず、こまめに取りかえること。
- 生活環境の清掃と身の回りの消毒を徹底し、清潔にすること。
- 介護の前後には、手洗い・うがい・洗顔が有効。
- 感染症の症状はないが菌を保有している場合は「保菌者」となる。感染源になる可能性があるため、介護者だけでなく保菌者も手洗い・うがいを心がけ、日常使用している物の消毒を行う。

 ## 検査と診断

【細菌培養検査・問診】
痰、尿、便などを採取し、菌を増殖させてから、原因菌が何なのか特定する。

 ### 治療

緑膿菌は耐性ができやすいので、安易な抗菌薬の投与は避ける。痰、尿、便などから菌を採取して培養検査し、原因菌を特定したのちに、効果があると判定された抗菌薬を投与する。院内感染の原因菌にもなるため、手洗いなどで清潔保持を心がける。

感染源の可能性があるもの

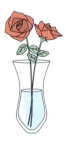 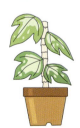 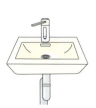

緑膿菌は汚れた花瓶の水、鉢植え、洗面台などの水や土などあらゆる自然界に存在する常在菌

13 その他の疾患

神経痛
しんけいつう

特定の末梢神経の支配領域が何らかの刺激を受け、発作的に起こる痛みやしびれの症状を「神経痛」と呼びます。発作は数秒〜数分で治まりますが、繰り返し出現します。

症状

- 体の左か右どちらかに症状が出ることがほとんどで、激しい痛みやしびれを感じる。主な神経痛として3つ挙げられる。
- 三叉神経痛は、顔面（額、目、頬、顎、歯茎）にチクチク、ビリビリとした痛みを感じる。
- 肋間神経痛は、脊椎から肋骨のあたりにかけて激しい痛みを感じる。
- 坐骨神経痛は、体を動かしたときなどに、腰から臀部、太ももの後ろ、ふくらはぎ、足へとかけて痛みを感じる。特に太ももの後ろとふくらはぎに痛みを感じることが多い。

原因

- 三叉神経痛は、動脈硬化などで血管が膨らんだことで三叉神経が圧迫され、痛みが生じる。疲労やストレスが原因の場合も。
- 肋間神経痛は、体のゆがみ、椎間板ヘルニアなどの脊椎の病気、腫瘍が原因で、肋骨と肋骨の間にある肋間神経が圧迫され、痛みが起こる。帯状疱疹などのウイルス感染が原因でなることも多い。
- 坐骨神経痛は、腰椎椎間板ヘルニアや腰部脊柱管狭窄症などによって脊椎が圧迫されることが原因。無理な姿勢や冷え、喫煙も原因になる。

覚えておきたい予防策

禁煙、体を温める、ストレッチやラジオ体操をするなど血行不良の改善を心がける。無理な姿勢を取らない、気分転換を図ることも必要。

介護のポイント

- 症状の多くは数分で治まるが、すぐに再発することもあるので、安静に楽な姿勢がとれるようサポートする。
- 冷えは痛みを増幅させるため、蒸しタオルなどで患部を温めるとよい。夏場で冷房が効いているときも、膝掛けや温かい飲み物で体温が調節できるようサポートする。

検査と診断

【画像検査・血液検査】
X線、MRI、CT検査などで診断。内臓疾患やリウマチ、髄膜炎などの感染症が神経痛の原因になっていることもあるため、血液検査を行うこともある。

治療
基本は薬物療法。神経の周辺に局所麻酔薬を注入するなどして刺激伝達を遮断し、痛みを止める「神経ブロック」を行う。

神経痛がみられる部位

三叉神経痛
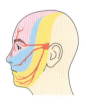
額、目、頬、顎、歯茎など顔面。左側か右側のどちらか。

肋間神経痛
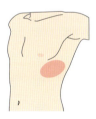
肋骨や脊椎のあたり。左側か右側のどちらか。

坐骨神経痛
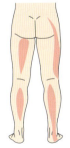
腰から足にかけて。左側か右側のどちらかで、ほぼ体の後ろ側だが、前側のこともある。

13 その他の疾患

麻痺(まひ)

麻痺とは、中枢神経や末梢神経、筋肉の障害などにより、身体機能の一部に自由がきかなくなる状態をいいます。麻痺には運動麻痺と感覚麻痺があります。

症状

- 運動麻痺では、体が思い通りにうまく動かせなかったり、しびれたりする(体の自由が全くきかない場合と、動かしにくいと感じる程度のものに分かれる)。慢性化すると筋肉の萎縮と関節の拘縮がおきる。
- 感覚麻痺では、痛み、熱さ・冷たさを感じないほか、実際にそうではないのに冷たく感じたり、痛く感じたりすることもある。触られているのに、その感覚などがないこともある。

早期発見のサイン

ろれつが回らなくなった、歩行が不安定で体が傾いている、上手に食べられず食べこぼしが多い、片側の手足が動かしにくい、洗顔時に眼に水が入る。このような徴候が急に現れだしたら、医療機関を早期に受診する。

原因

- 脳梗塞や脳出血、ウイルス性脳炎などの脳疾患は、脳の中枢神経が障害を受けることで、その後遺症として左半身または右半身に「片麻痺(へんまひ)」が起こる。
- 脊髄(せきずい)障害や糖尿病などの末梢神経障害が原因の場合もある。

覚えておきたい予防策

PCに向かって長時間同じ姿勢でいると、同じ部位を圧迫し続けることになり、これも麻痺(まひ)の原因になる。時々姿勢を変えたり伸びをしたりすることで、回避するとよい。

介護のポイント

- 運動麻痺の場合、麻痺側の感覚がないまま動くので、転倒したり物にぶつかったりといったことがないようにサポートする。
- 感覚麻痺の場合、「熱い」「冷たい」といった感覚がにぶることがあるため、体の冷えすぎや低温やけどなどに注意を払うこと。

 ## 検査と診断

【画像検査・原疾患の聞き取り】
問診により原疾患（もともと患者が持っている疾患）を調べるほか、症状や部位によりＸ線、MRI、CT、超音波などの画像診断、筋電図検査を行うこともある。

治療
麻痺は疾患の徴候であるため、麻痺の原因になっている疾患に対しての治療を行う。薬物療法に加え、リハビリテーションやマッサージなど、症状に合わせた療法を行う。
しびれなどがあり、なおかつ頭痛や吐き気、ろれつが回らないなどの症状がみられる場合は、ほかに重要な病気が潜んでいることがあるため、専門医による受診を行う。

運動麻痺と感覚麻痺

運動麻痺

 全く動かない「完全麻痺」

 一部動く「不全麻痺」

感覚麻痺

 触れられてもわからない「感覚鈍麻」

 しびれや痛みの感覚が出る「異常感覚」

13 その他の疾患

脱水(だっすい)

脱水とは、体から水分や電解質が失われ、体液が欠乏した状態をいいます。高齢者は脱水になりやすく、意識障害などを招くこともあります。

症状

- 初期は喉の渇き、口の中の乾燥、利尿の減少など。
- 進行すると、頭痛、めまい、立ちくらみ、食欲低下、下痢(げり)、全身の倦怠感(けんたいかん)、意識障害などが起こる。

早期発見のサイン
脱水と思われる症状のほか、脇の下が乾燥していないか、排尿回数や尿量が減っていないか、尿の色が濃くなっていないかなどを普段から観察しておく必要がある。暑い状況にあるのに発汗がない場合も、脱水を疑うこと。

原因

- 高齢になると腎臓機能の低下により体内の水分量を調節する能力が落ち、少しの水分不足でも脱水になりやすい。
- 喉の渇きを感じる中枢神経が正常でない場合がある。
- 高齢者は食事量が減ることにより水分摂取量も減少しやすい。
- 利尿薬の服用で水分排泄量が増加している。
- 肺炎や尿路感染、脳卒中、がん、うつ病などの疾患でも、水分摂取量が低下する。

覚えておきたい予防策
高齢者は自身の喉の渇きに気づきにくいため、脱水を起こしていないかを介護者が気にかける必要がある。特に外出後や入浴後は発汗していないように見えても、水分摂取を促すようにする。

介護のポイント

- こまめに水分摂取するよう促す（水分欠乏性脱水では喉が乾くが、ナトリウム欠乏性脱水の場合は喉の渇きを感じないため、こまめに水分を摂れるようサポートする）。
- 下痢や頭痛、めまいなどの症状が続くときはナトリウム欠乏性脱水の可能性があるため、電解質を補う必要がある。市販の経口補水液やスポーツドリンクを摂取するよう促す。

 ## 検査と診断

【バイタルサイン・血液検査】
バイタルサイン（体温、脈拍、血圧）を計測し、水分を失いやすい状態になっていないか、脱水症状に陥っていないかを調べる。血液検査では、ヘモグロビン、総たんぱく、BUN（尿素窒素）、などの数値から、主に腎臓機能を確認する。

 治療

脱水症状が軽度であれば、スポーツドリンクや経口補水液で電解質を補い、安静にする。頭痛や吐き気などを伴う場合は、医療機関での治療が必要となる。

脱水の予防法

失われた水分や電解質を補うため、水や経口補水液、スポーツ飲料などで水分を摂るようにする。

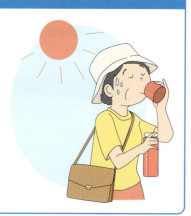

13 その他の疾患

腹膜炎
ふくまくえん

腹腔と腹部の臓器を覆う腹膜に細菌が感染し、炎症が起こる疾患です。経過によって急性と慢性に分けられますが、急性の場合の多くは緊急手術が必要になります。

症状

- 急性腹膜炎では、激しい腹痛が突発的に起きるほか、発熱、吐き気、嘔吐、冷や汗、腹部膨満、頻脈などの症状が出る。特徴的な症状は、腹部の筋肉が硬く緊張する「筋性防御」や、腹部を押して手を離すときに痛みが響く「ブルンベルク徴候」。ショック状態になって意識障害を起こし、死に至ることもある。
- 慢性腹膜炎では、微熱、腹痛、消化障害、腹水、便秘、吐き気、嘔吐、全身の衰弱などの症状があるが、急性腹膜炎ほど強い症状は出ないことが多い。

早期発見のサイン
急性腹膜炎は命にかかわることがあるため注意する。激しい腹痛が突発的に起き、腹部膨満やブルンベルク徴候などの症状が出た場合などは急性腹膜炎を疑い、救急車を呼ぶなどの対処が必要。

原因

- 消化管が破れたり、血管を介したりして、本来は無菌である腹膜に細菌が感染することにより起こる。
- 急性腹膜炎は、急性虫垂炎の穿孔のほか、胃・十二指腸潰瘍、胃がん、胆のう炎の穿孔、急性膵炎、外傷などが原因となって発症することが多い。
- 慢性腹膜炎は、結核が原因である場合が多い。他の箇所のがんが腹膜にばらまかれるように転移し、発症することもある。

介護のポイント

- 急性腹膜炎の術後はしばらく予後が悪いことが多いため、栄養や衛生面をきちんと管理する必要がある。
- 治療後も再発する可能性があるので、衛生管理に気を付け、持病を悪化させないよう気をつけること。

検査と診断

【画像検査・血液検査】
症状の診察のほか、胸部X線検査、超音波、CT、MRIなどの画像検査で腹腔内のガスや腹水などの確認を行う。また、血液検査によって白血球数や炎症を示すデータの確認も行う。腹腔内に針を刺して腹水や膿を採取し、調べる場合もある。

治療

- 原因菌が特定できれば、抗菌薬の投与を行い、炎症を鎮める。
- 腹水が多い場合は、針を刺して腹水を除去する、または利尿薬を投与して腹水を減らすこともある。
- 急性の場合は、緊急手術で穿孔した消化管の治療、腹膜・腹腔内の洗浄などを行う。
- 原因が結核性の場合は、抗結核薬を投与する。
- がんの転移が原因の場合は抗がん薬を腹腔内、または全身に投与することもある。

腹膜炎の主な原因

- 横隔膜
- 胃液・胆汁の漏れ
- 腹膜
- 腹腔
- 虫垂炎
- 腸の穿孔

13 その他の疾患

浮腫(ふしゅ)

浮腫とは、「むくみ」のこと。毛細血管から水分（血漿(けっしょう)）が漏れ出たり、静脈に吸収されなかった水分が血管の外に残ってしまった状態を指し、全身性と局所性があります。

症状

- 特定の部位、もしくは全身が腫れ、むくんでいる。
- 特定の部位での浮腫は、顔が腫れる「満月様顔貌（ムーンフェイス）」のほか、まぶた、手、喉仏周辺、唇、下肢などの腫れ。
- 下肢の腫れでは、足が重い感じがあり、だるい、腫れぼったい。靴がきつく履けないなどの症状が出る。
- すねの前面の内側を強く押したときに、すぐに消えないくぼみ（圧痕(あっこん)）が残る場合は「圧痕性浮腫」、残らない場合は「非圧痕性浮腫」に分類される。
- 腫れている周囲の熱感や痛み、血管が腫れあがる「怒張(どちょう)」など。

早期発見のサイン

まぶたが重い、足がだるい、靴下や下着がきついといった症状や、顔全体や下肢にむくみが出ていないか観察する。定期的な体重測定を行い、排尿回数や尿量の変化にも気を付ける。

原因

- さまざまな要因が考えられるが、加齢により血管がもろくなったこと、肝臓でたんぱく（アルブミン）が減ったことなどがある。
- 一過性の浮腫では、長時間の座位など同一姿勢、塩分の摂りすぎ、過度なダイエット、疲労、不規則な生活、衣類の締めつけなど。
- 全身性の浮腫では、心疾患、腎疾患（腎不全、ネフローゼ症候群）、肝疾患（肝臓がん、肝硬変）などに伴い発症する。
- 薬の副作用や手術後などにも出やすい。

介護のポイント

- 医師から塩分制限や水分制限を受けている場合は、制限を守れるようサポートする。
- 適度な運動を行えるようにサポートする。
- 浮腫がある部分の皮膚は薄く傷つきやすいため、ゆったりとした衣服を選ぶようにする。
- すり傷や切り傷が生じやすいうえに治りにくいため、傷を作らないよう気を付ける。

検査と診断

【問診・画像検査】
以下の項目をチェックし、鑑別を進める。浮腫は常に出ているのか時々なのか、全身か局部的か、痛みや熱の有無、急性か慢性か、浮腫を押してすぐに消えないくぼみが残るか残らないか、持病、薬の服用歴など。原因となっている疾患などに応じて、胸部X線、心電図、超音波、CTなどの画像検査、血液検査、尿検査などを行う。

治療

- 塩分(ナトリウム)制限、水分制限、利尿薬の投与。
- 下肢筋力を鍛える運動療法、弾性ストッキングを使用する物理的療法などがある。

浮腫の特徴

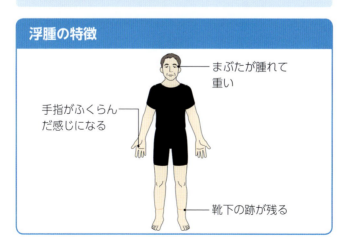

- まぶたが腫れて重い
- 手指がふくらんだ感じになる
- 靴下の跡が残る

13 その他の疾患

鉄欠乏性貧血
（てつけつぼうせいひんけつ）

血液中の赤血球にあるヘモグロビン量が不足することを「貧血」といい、ヘモグロビンの原料となる鉄が不足して起こる貧血を「鉄欠乏性貧血」といいます。

症状

- 顔色の悪さ、疲れやすさ、動悸や息切れ、微熱、めまい、全身の倦怠感などがある。
- 加齢に伴い、50歳を超えた頃から貧血の人が増える。
- 高齢者は活動性が低下していることもあり、顕著な症状が出ないことも多い。

早期発見のサイン

適切な量の栄養を摂取できているか、偏食などないか気をつけて観察する。自覚症状がないこともあるため、定期的な検査が必要になる。

原因

- 鉄分の不足によりヘモグロビンが減少したことによる。偏食や消化管手術後の吸収不良による鉄吸収の低下、潰瘍、胃がん、大腸がんなどによる出血、激しい運動による鉄必要量の増加などが鉄分不足になる。
- 高齢者の場合は、骨髄などの造血能力の低下、基礎疾患のための薬、がんなどによるものも考えられる。

覚えておきたい予防策

バランスのよい食生活や十分な睡眠量の確保、適度な運動が予防になる。暑いところで長時間過ごさないことも大切。

介護のポイント

- バランスのよい食生活や十分な睡眠量の確保、適度な運動ができるようサポートすること。
- 鉄剤を医師から処方されることもある。内服により便が黒くなることを把握しておくこと。空腹時に服用するため胃の不快感や吐き気、下痢(げり)、便秘などを訴える人もいるが、ひどい場合には医師に相談をすること。
- 鉄は発汗により失われるため、暑さにも注意をすること。入浴はぬるめのお湯にし、短時間にする。
- 移動や移乗のサポートは、ゆっくりとしたスピードで行う。
- お茶に含まれるタンニンは鉄分の吸収を妨げるため、お茶を用意する際は食事や鉄剤摂取の時間から少し間隔をあけること。

検査と診断

【血液検査・総合診断】
原因が栄養障害なのか、体内のどこかの部位からの出血なのかを血液検査、CT、内視鏡などの検査により調べる。高齢者の貧血には、がんが隠れている可能性もあるので、がんの検査が行われることもある。

治療
- 貧血の原因となっている病気の治療を優先して行う。
- 消化器または婦人科の病気による出血の可能性もあるため、この点についてもチェックを行う。

鉄分を多く含む食品

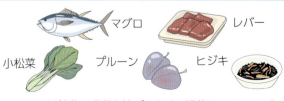

マグロ　レバー　小松菜　プルーン　ヒジキ

タンニンは鉄分の吸収を妨げるため、緑茶やコーヒー、紅茶、ワイン、柿などタンニンを多く含む食材を一緒に摂らないほうがよい。

13 その他の疾患

起立性低血圧
（きりつせいていけつあつ）

急に立ち上がるなどしたことで血液が下半身に集まり、心臓や脳への血流が低下することで、立ちくらみやめまいなどが生じることを「起立性低血圧」といいます。

症状

- 急に立ち上がったりしたときに、ふらつきやめまい、吐き気とともに、目の前が真っ暗になることがある。
- 脳への血流が大幅に減ると、失神やけいれんを伴うことも。
- 疲れやすい、動悸、視野のかすみといった症状が生じる。
- 一時的なこともあれば、何度も繰り返すこともある。

早期発見のサイン

横になった姿勢の「臥位（がい）」や座位から立ち上がったときに以下の症状がないか観察する。目が回ったり目の前が真っ暗になったりしていないか、表情がこわばっていたり視線が合わないといった徴候がないか、動き出すときにいつもより動きが遅かったり体がぐらぐらしていたりしないかを見る。

原因

- 血圧調整機能の低下（加齢やさまざまな疾患によって起こる）。
- 自律神経系の働きが鈍い人に多く、その機能が低下する高齢者に起こりやすい。
- 血管を拡張させる働きのあるニトログリセリン、降圧薬、パーキンソン病治療薬など、薬の副作用によって起こることもある。
- 嘔吐（おうと）や下痢（げり）、発汗、出血などによる水分や血液量の減少。
- 運動や疲労、脂っこい食べ物、飲酒。
- 高齢者は食後、内臓に血液が集中するため、脳に血液が回らなくなって、起立性低血圧が起こりやすくなる。

介護のポイント

- 長い時間ベッドの上にいると症状が出やすくなるため、枕の下にタオルを入れるなどして頭の位置を高めにする、体を起こしている時間を少しでも増やす、といった工夫をする。
- 普段から血圧の下がりやすい状況について把握し、そういった状況下では安静に過ごせるようにサポートする。
- 立ち上がる際は、"ゆっくり"を心がけるよう伝える。
- 血圧を適度に上昇させる赤ワインやチーズなどを勧める。塩分摂取も効果的だが、医者に相談してOKが出た場合のみ。

 ## 検査と診断

【問診・血圧測定】
症状について問診を行う。また、横になったときと立ち上がったときの血圧を比較し、立ち上がったときの血圧が低ければ、起立性低血圧と確定する。

治療
- 原因物質がわかれば、その薬物(ニトログリセリン、降圧薬、抗うつ薬、高用量の利尿薬などの薬)や飲酒を中止する。
- かかとをつけたまま足先を上下させるなど、下肢の筋力トレーニングで足のポンプ機能を高め、心臓への血液循環をよくする。タイツや弾性ストッキングを履く。
- 薬物療法では、血圧を上昇させる「昇圧薬」を投与する。

起立性低血圧の症状

- 視線が合わない
- 表情がこわばっている
- 体がふらついている

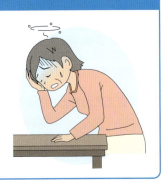

「目の前が暗くなった」「目が回る」などの訴えがあるときも、起立性低血圧を疑う。

13 その他の疾患

熱中症

体温の上昇に伴い体内の水分や塩分が低下し、めまいや頭痛、発熱、嘔吐などの症状に見舞われる疾患です。高齢になるほど自覚症状がないため、注意が必要です。

症状

- 軽度では、めまい、立ちくらみ、頻脈、顔面蒼白、筋肉痛や筋肉の硬直、多量の発汗、口の渇き。
- 中等度では、頭痛、不快感、吐き気、嘔吐、倦怠感、虚脱感。
- 重度では、意識障害、けいれん、失神、手足の運動障害。

早期発見のサイン
高齢者は、口の渇き、頻脈、立ちくらみといった熱中症の症状が出ても持病のせいだと思いがちなため、注意すること。

原因

- 気温や湿度の高さ、日差しの強さ、過度の厚着などにより体内に熱がこもること。屋外だけでなく、高温多湿の室内でも起こる。
- 脱水症状や運動不足などによる体温調節機能の低下。
- 心臓疾患や糖尿病、精神神経疾患、腎不全、広範囲の皮膚疾患などによる体調の悪化。
- 高齢者は口の渇きを感じにくく、水分摂取量が少なくなりがち。
- 急激なダイエットや汗をかきにくい体質。

覚えておきたい予防策
夏だけでなく、冬に暖房の効いた室内で厚着をしていてもかかることがある。運動や入浴の前、夜中に目が覚めた際などにはコップ一杯の水を飲むようにする。

介護のポイント

- 喉の渇きがなくても、定期的に水分を摂取できるように習慣づける。スープや鍋など食事でも水分を多く摂れるよう工夫する。
- 塩分をたくさん摂りすぎると、涼しくなってきた秋口に血圧上昇の原因となるので気をつけること。

 ## 検査と診断

【バイタルサイン・問診】
血圧の低下や頻脈がないか調べるほか、症状の診察を行う。

 ### 治療

- 経口補水液などで水分を補給。飲めなければ点滴で補給する。
- 日陰に移動する。首や脇の下、足の付け根を保冷剤などで冷やし、体温を下げる。

熱中症の緊急処置と予防

緊急処置

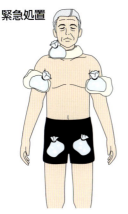

首、脇の下、大腿の付け根などの大動脈が皮膚表面に通っている箇所を保冷剤などで冷やす。

予防

室温や湿度を調整する。

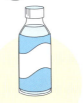

経口補水液などで水分・塩分を補う。

13 その他の疾患

低体温症
（ていたいおんしょう）

体温（直腸温）35℃を下回った状態を低体温といいます。自律的な体温調節の限界を超えているため、さまざまな支障が生じ、重度になると死亡することもあります。

症状

- 倦怠感（けんたいかん）、寒さ、震え、肩こりや頭痛、腰痛、腹痛、不眠など。
- 軽度だが慢性的なものになると免疫機能が低下し、風邪などの感染症にかかりやすくなるほか、アレルギーや自律神経機能が低下、ホルモン異常などが起こる。重度では心拍数が低下し、消化管の運動が低下、筋硬直などが起こる。
- 体温が33℃以下になると無関心、錯乱、幻覚が起こり、25℃以下では昏睡（こんすい）や仮死状態となり、20℃以下では死亡する可能性もある。

原因

- 軽度では、寝たきりや運動不足による筋肉量や熱産生の減少、栄養や睡眠不足、ストレス、エアコンによる冷え、入浴習慣がないなど。
- 寒い環境に長時間いたり、衣類が濡れたままでいたりすると、重度の低体温症になることがある。

介護のポイント

- 医師の指示のもと、定期的に体温を測定、記録する。
- 室温や寝具を適温に調節する。食事や飲み物は温かいものを出す。ショウガなど体を温める食材を食事に取り入れる。

治療

- 重度の場合は救命処置など。慢性的だが軽度な場合は、バランスのとれた食事など生活習慣の改善を行う。

第4章 バイタルサインと医療的ケア

本章では、バイタルサインと、介護職が認められている医療行為・認められていない医療行為について解説しています。しっかりと線引きを理解することで、安全な介護ケアを行うことができます。

1	基礎知識	234
2	バイタルサイン	236
3	医療外行為	246
4	条件付きで行える医療行為	276
5	介護職が行えない医療行為	280

基礎知識

介護職ができる処置とは

介護を安全に行うには、介護職が提供できる処置とできない処置を把握することが大切です。判断に迷う場合や、状態が急変した場合は、医療従事者と連携を取りましょう。

介護職の役割

介護サービスの利用者は、日常生活が困難な高齢者や障害者であり、何らかの疾患・障害を抱えていることが多い。そのため、より安全で質の高い介護サービスを提供するには、介護の専門的な知識や技術だけでなく、医学や薬剤についての知識も不可欠となってくる。知識を持つことで医療者などとの連携が円滑になり、体調が急変したときも迅速な対応を取りやすくなる。

バイタルサインとは

バイタルサインとは、**体の状態の基本情報**を客観的に示すもの。健康状態の把握だけでなく、医療的ケアの要否などを判断するときに重要な判断材料となる。通常、**体温、脈拍、呼吸、血圧**の4項目を指すことが多いが、**意識レベル**を測定することもある。広義には発汗状態、精神状態、排尿、排便、食欲、体重なども含む。高齢者は、自覚症状をうまく伝えられない人もいるため、毎日測定し、体調の変化や異常を早期発見するように努める。

バイタルサインの例

体温	腋窩温、直腸温、口腔温、鼓膜温など
脈拍	橈骨動脈、足背動脈、総頸動脈など
呼吸	呼吸数、呼吸の深さ（換気量）、リズム、呼吸時の音
血圧	収縮期血圧（最高血圧）、拡張期血圧（最低血圧）
意識レベル	ジャパンコーマスケール（JCS）（3-3-9度方式）、グラスゴー・コーマ・スケール（GCS）　など

医療外行為とは

介護の現場で遭遇するさまざまな場面に関し、厚労省は、「**原則医行為（＝医療行為）ではない行為**」を示している。十分な知識と技術を要している**介護職が行える行為**であるが、一部の行為は条件が定められている。

医療行為でない行為の例
- 体温・血圧測定
- 口腔ケア
- 耳垢の除去
- ストーマパウチの排泄物の廃棄
- 市販浣腸薬による浣腸
- パルスオキシメーター（酸素濃度測定器）の装着
- 爪切り（爪や周辺に異常がないときのみ）
- 軽い切り傷・すり傷・やけどなどの処置
- カテーテルの準備や体位の保持（自己導尿を補助する場合）
- 軟膏塗布（褥瘡の処置を除く）・湿布貼付※
- 一包化された内服薬の服薬介助※
- 点眼・点鼻・坐薬の介助※

※利用者の容態が安定し、医療従事者の連続的な容態観察が必要でない場合のみ可能

医療行為とは

病気やケガなどの診断や治療、予防などの行為の総称で、医師の判断により看護師などの**医療者のみが行う**ことができる。喀痰吸引や経管栄養は、医療行為に該当するが、介護職も所定の研修を修了後、行為を行うことが認められる場合がある。

医療行為の例

介護職が研修を受けて認められる行為
- 喀痰吸引：口腔内、鼻腔内、気管カニューレ内部
- 経管栄養：胃ろう、腸ろう、経鼻経管栄養

介護職に認められていない行為の例
注射、血糖値の測定、褥瘡の処置、点滴の管理、摘便、医学的診断、予防処置　など

バイタルサイン

体温(たいおん)

人間は、体温をほぼ一定に保つ生物ですが、病気などにより発熱したり低体温になることがあります。腋窩(えきか)体温計、耳式体温計での測定は医療外行為に含まれています。

基礎知識

- 通常は脇の下で測る腋窩(えきか)温度を計測する。正常体温は、乳幼児が 36.5 〜 37.5℃、成人は 36 〜 37℃であるのに対し、高齢者は成人より一般的に低くなる。
- 体温は、1日の中で変動する日内変動がみられる。早朝4時前後が最も低く、その後上昇、昼頃から夕方まで高い状態を維持し、夜になると下がる。変動幅は1℃程度とされている。

測定方法の種類

- 最も多く用いられる測定法は、脇の下で測る腋窩(えきか)検温であるが、直腸で測定する直腸検温、舌下で測定する舌下検温、耳式体温計による耳内検温を用いることもある。

測定法	特徴や注意点
腋窩検温	最も多く用いられる測定法。 検温前は食事、外出、入浴などを避ける。
舌下検温 (口腔検温)	舌下中央部に体温計の先を当てて測る方法。 検温前は飲食物の摂取や歯磨きを避ける。
直腸検温	直腸に体温計を挿入して測定する方法。主に乳児や意識がない場合などに用いる。体温計の先に潤滑油を塗り、臥位の状態で挿入した後、指でしっかりと固定する。
耳内検温	耳穴に体温計を挿入し、赤外線で鼓膜の温度を測定する方法。 短時間で測定できるが、挿入の仕方により数値が変動しやすい。

測定値から読み取れること

- 感染症法では 37.5℃以上を発熱、38℃以上が高熱と定められている。一般的に 37.0 〜 37.9℃は微熱とされている。発熱時は、風邪などの感染症、脱水症状の他、胃や腸、肝臓など消化器や臓器などの炎症の可能性が考えられる。
- 直腸温が 35℃以下の状態を低体温症といい、低栄養、甲状腺機能低下、低血糖、糖尿病性昏睡などで起こることがある。
- 体温は測定部位により違いがあり、通常は腋窩温＜口腔温、耳内温＜直腸温となり、腋窩温と口腔温（または耳内温）の差は約 0.4℃、腋窩温と直腸温の差は 0.8 〜 0.9℃あるのが一般的といわれている。

腋窩体温の測定方法

- 電子式体温計を使って測定する。体温計を挟む位置や角度によって、体温が変動するため、脇の一番深いところにしっかり挟むように気を付ける。
- 検温 30 分前は、食事、運動、入浴を避ける。毎日決まった時間に同じ体の部位で行い、測定中は体が動かないようにする。

❶ 脇の下に汗をかいているときは、乾いたタオルで拭く。

❷ 体温計の先端を脇のくぼみの中央に当てる。体温計と体の角度は 30 〜 45 度になるようにする。

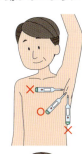

❸ 腕を閉じて体温計を挟み、反対の手で肘を軽く抑える。

❹ 水銀体温計の場合は 10 分、電子体温計の場合は電子音が鳴ったら体温計を取る。

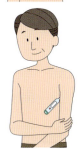

バイタルサイン

血圧（けつあつ）

血圧は、心臓がポンプのように動いて全身に血液を送り出すとき、血管の壁にかかる圧力のことです。自動血圧測定器による血圧の測定は、医療外行為に含まれています。

基礎知識

- 血圧とは、心臓から送り出された血液が動脈を通るときに加わる圧力のことを指す。心臓が最も収縮したときを収縮期血圧（最高血圧）、拡張したときを拡張期血圧（最低血圧）という。収縮期血圧と拡張期血圧の差を脈圧といい、脈圧が大きいほど動脈硬化のリスクが高くなる。
- 血圧は心臓から送り出される血液の量（心拍出量）と、血管の硬さ（血管抵抗）などで個人差があり、高齢になるほど高くなる傾向がある。

血圧の基準値

- 至適血圧は、血圧値が最適で理想的な値である。
- 正常高値血圧は、高血圧の一歩手前である高血圧予備軍。
- 高血圧は、治療が必要なレベル別に3段階に分けられている。
- （孤立性）収縮期高血圧は、収縮期血圧だけ高い状態で、動脈硬化が進行した高齢者に多くみられる。

単位：mmHg

分類	収縮期(最高)血圧		拡張期(最低)血圧
至適血圧	< 120	かつ	< 80
正常血圧	< 130	かつ	< 85
正常高値血圧	130 〜 139	または	85 〜 89
Ⅰ度高血圧	140 〜 159	または	90 〜 99
Ⅱ度高血圧	160 〜 179	または	100 〜 109
Ⅲ度高血圧	≧ 180	または	≧ 110
（孤立性）収縮期高血圧	≧ 140	かつ	< 90

測定値から読み取れること

- 高血圧とは、収縮期圧か拡張期圧の少なくともいずれかが基準値より高い状態を指す。
- 最高血圧が100mmHg未満の場合は一般的に低血圧とされるが、血圧が低い以外の症状がなければ病気とはみなされない。

血圧の変化要因

- 血圧が上昇する要因として加齢、気温、ストレス、飲酒、喫煙、塩分の過剰摂取などが挙げられる。
- 食事、運動、入浴なども一時的な血圧上昇の原因となる。
- 脱水状態になると血圧が低下する。
- 血圧は1日の中でも日内変動がみられる。起床前から起床後に血圧が上がる。夕方から夜にかけて血圧が下がり、睡眠中は最も低くなる。

血圧の測定方法　※上腕式自動血圧測定器を使用する場合

1. 計測前に気分をリラックスさせるため、深呼吸などをする
2. 椅子などに座り、前かがみにならないよう背筋を伸ばす
3. 肘の関節にかからないように上腕の素肌にカフを巻き、エアチューブが上側になるようにする
4. 腕に巻いたカフの位置と心臓が同じ高さになるようにする
5. 腕の力を抜き、手のひらが見えるように机に置く

注意

- 毎回同じ方の上腕で測定する
- 測定中は体や腕を動かさない
- 1、2分安静にしてから測る
- 毎日なるべく同じ時間の測定を心がける
- 朝は起床後1時間以内かつ排尿した後の朝食前、または就寝前に測定するのが望ましい
- 机が低い場合はクッションなどで高さを調整する

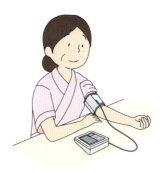

第4章 バイタルサイン

血圧

バイタルサイン

呼吸(こきゅう)

呼吸は、生きるうえで欠かせない酸素を取り入れ、二酸化炭素を吐き出す生命活動です。異常がみられる場合、重篤(じゅうとく)な状態も考えられるため、迅速な対応が必要です。

基礎知識

- 呼吸は、空気中から酸素を取り入れ、体内で生じた二酸化炭素を排出するガス交換のことを指す。
- 一般的に呼吸といわれる鼻腔(びくう)や口腔(こうくう)からの空気の出し入れや胸郭(きょうかく)の呼吸運動などは、医学的には外呼吸(換気)という。一方、血液中の酸素を細胞に送り、細胞が生じた二酸化酸素を血液中に放出することを内呼吸といい、外呼吸と内呼吸は血液循環を介してつながっている。

呼吸の正常回数

- 成人の呼吸数の正常値は1分あたり14〜20回程度。また、回数だけでなく呼吸のリズムを確認することも重要となる。健康な状態では、吸気(空気を吸い込みこと)と呼気(息を吐き出すこと)の時間の割合は1:2と、呼気の割合が多くなる。

呼吸の測定方法

1. 姿勢など外見上、呼吸状態に異常がないかを確認する
2. 臥床した状態で、呼吸数を1分間測定する
3. 同時に呼吸の深さやリズム、呼吸音などの確認も行う

注意

- 測定していることを気づかれないようにする
- 相手に話しかけると正しく計測できないため、必要時以外の会話は避けるよう注意する
- 呼吸が浅く目視で確認が困難な場合は、鼻の先に細長く切ったティッシュを持ち、動いた回数を調べる

呼吸の異常

●異常呼吸の種類

名　称	呼吸の状態と主な原因
無呼吸	鼻や口からの気流が10秒以上停止する状態。
頻呼吸	1分間の呼吸数が24回以上の状態。ほとんどは呼吸が浅くなり、1回の換気量が減る。発熱や風邪などの感染症などでみられる。
減呼吸 (低呼吸)	呼吸数は変わらず、1回の換気量が減ること。睡眠時、呼吸筋の麻痺、薬物の影響などでみられる。
多呼吸	呼吸数が増えて深くなった状態。運動後のほか、過呼吸症候群、肺血栓塞栓症などでみられる。
徐呼吸	呼吸数が1分間12回以下に減少したが、深さに変化がない状態。尿毒症、頭蓋内圧亢進、糖尿病性昏睡、麻酔時、睡眠薬服用後などにみられる。
過呼吸	呼吸数の変化はなく、深さが増加した状態。過換気症候群、代謝性アシドーシスなどでみられる。
チーン ストークス呼吸	15〜20秒の無呼吸→深く速い呼吸→ゆっくり浅い呼吸を繰り返す。くも膜下出血などの脳疾患、重症心不全、薬物中毒などでみられる。
ビオー呼吸	10〜60秒の無呼吸と浅くて速い呼吸とが交互に出現する状態。頭蓋内圧亢進などでみられる。
クスマウル呼吸	呼吸が異常に深くゆっくりである状態。昏睡時、代謝性アシドーシス、尿毒症などでみられる。

●異常な音

	原因や主な疾患など
ガーガー	炎症や腫瘍などで太い気道に狭窄がある状態。慢性閉塞性肺疾患、気管支拡張症などでみられる。
ピーピー	細い気管支の狭窄がある状態。気管支喘息、気管支炎、肺炎などでみられる。
ブツブツ	肺に水が溜まった状態。肺水腫、肺炎、気管支炎などでみられる。
パチパチ	肺間質の肥大により、肺胞の開閉がしにくい状態。間質性肺炎などでみられる。
無音	肺が空気で満たされ、息を吐き出せない状態。気管支喘息が重症化したときなどにみられる。別名サイレントチェスト。
ヒューヒュー・ ゼーゼー	上気道に痰がからんだり、気道の狭窄などで音がする状態。気管支喘息、気管支の炎症、心臓、肺などの異常時にみられる。

※呼吸困難や呼吸数が1分間に40回以上または8以下の場合は、重篤の可能性が考えられる。

バイタルサイン

脈拍
みゃくはく

脈拍は、心臓から全身の動脈へ血液を送り出すときに生じる拍動を指します。体表面から脈拍を計測することで、簡単に心臓の動きをチェックできます。

基礎知識

- 動脈の拍数やリズムなどは、心臓の状態を知る大切な手がかりとなるだけでなく、血管の病気がわかることもある。
- 一般的に、脈拍数は緊張したとき、運動や入浴の後などに多くなり、安静時や睡眠時は少なくなる。
- 脈拍の正常値は、成人の場合1分間で60〜100回、高齢者の場合は60〜80回。脈拍の回数が正常値の範囲外だったりリズムが乱れたりする場合を総じて不整脈という。

測定方法の種類と注意点

- 最もよく行われるのは、手首の動脈(橈骨動脈)で測定する方法。他に測定部位により、足背動脈、総頸動脈で測る方法もある。
- 各方法とも、示指(人さし指)、中指、薬指の3本の指の腹を動脈にあて測定する。このとき、強く押すと脈拍が確認できないため、力を入れすぎないように注意する。

測定値から読み取れること

- 脈拍数が100回以上のときは頻脈といい、主な要因として発熱、甲状腺機能亢進時、貧血などがある。
- 脈拍数が60回未満のときは徐脈といい、主な要因として、低体温、心筋梗塞や狭心症などの心臓疾患、甲状腺機能低下症などのほかに、抗うつ薬や降圧薬などが原因の場合もある。
- 脈拍のリズムにも注意が必要となる。脈が飛ぶ場合は期外収縮といい、リズムが不規則な場合は心室細動であることが多いため、早めに医療機関へ相談することが必要。

脈拍の測定方法

- 毎日測定するときは起床後安静な状態で測るようにし、食事、運動、入浴の直後は避ける。
- 脈拍は、人さし指、中指、薬指の3本の指の腹を揃えてそっと触れて30秒測定し、この数の2倍を1分間の脈拍数とする。
- ただし、脈拍数が1分間100回以上または60回未満、不整脈がある場合などは、必ず1分間測定して正確な値を把握することが必要となる。

橈骨動脈

手首の橈骨動脈で計測する。大動脈や末梢血管などに疾患がある場合には、左右差が表れるため、両側の橈骨動脈を確認する。

① 緊張のない状態にし、手のひらを上向きにする
② 手首の血管と並行に3本の指の腹を揃えてそっと触れる
③ このとき、親指は手首の裏側に軽くあてて支える

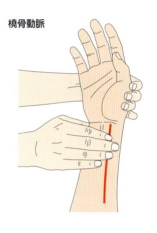

橈骨動脈

総頸動脈

首の頸動脈で測定する。ショック状態などの緊急時に脈拍の有無やリズムなどを確認するために用いることが多い。

① 頭部を少し後ろにそらせるか、計測する側とは逆の方向に顔を向ける
② 喉仏から外側に3本の指の腹を揃えて滑らせると触れる

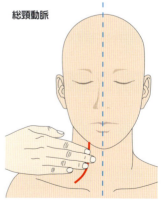

総頸動脈

バイタルサイン

意識レベル

意識レベルとは、意識障害の有無や程度を示すものです。意識レベルの低下がみられるときは、重症の場合が多いため、救急車を呼ぶなど早急な対応を要します。

基礎知識

- 意識レベルとは、意識の覚醒の程度を示し、救急搬送において重症度や緊急度を判別する指標となる。
- 一見「意識がない」ように見える状態であっても、呼びかければ覚醒する場合もあれば、一切反応がみられない場合など、状態は多様なため、状況を客観的に評価することが必要になる。
- 意識レベルの評価方法には、ジャパン・コーマ・スケール（3-3-9度方式）とグラスゴー・コーマ・スケールが主に使われる。
- 頭部外傷や脳梗塞などの脳疾患の場合、意識レベルは重症度だけでなく予後の判断にも重要となる。
- 意識レベルが低下して、意識が朦朧としたり、呼びかけに反応しないときは、救急車を呼び医療機関に搬送する。
- 頭部外傷があるとき、けいれんを伴うとき、意識障害の時間が長いとき、呼吸停止時などは、重症の可能性が高まる。
- 意識レベルがすぐ正常になったとしても、原因を明らかにし再発防止のためにも、必ず医師の診察を受ける。

意識障害を引き起こす要因

- 意識障害の原因として心停止、呼吸停止、脳圧亢進（脳圧の上昇）、脳浮腫（脳のむくみ）などが挙げられる。これらが起きる主な要因として日常生活と疾患に分けられる。
- 日常生活が要因の場合は、脱水症状、アルコールの過剰摂取、一酸化炭素中毒などのほか、起立時による脳貧血や過度の緊張で起こる過換気症候群などが原因の場合もある。
- 疾患が要因の場合は、感染症などによる高熱や脳炎、てんかん、糖尿病や低血糖、頭部外傷や脳梗塞などの脳疾患、心筋梗塞などの心疾患、腎不全や尿毒症、肝不全などの可能性がある。

ジャパン・コーマ・スケール（JCS）（3-3-9度方式）

- 刺激を加えて、覚醒の有無や反応の程度を調べる方法。
- 刺激による開眼状態でⅠ～Ⅲの3段階に分類し、さらに各段階を3つに細分化した合計9段階で評価する。
- 点数が大きいほど意識障害が重いと判別する。

Gread Ⅰ 刺激をしなくても覚醒している	1	意識清明に見えるが、ぼんやりしているようで意識清明といいきれない。
	2	見当識障害がある。
	3	自分の名前や血液型などが言えない。
Gread Ⅱ 刺激により覚醒する	10	呼びかけに応じて、簡単に開眼する。
	20	大声で呼びかけたり体をゆすったりすると開眼する。
	30	痛み刺激を加えながら呼びかけ続けたりすることでかろうじて開眼する。
Gread Ⅲ 刺激をしても覚醒しない	100	痛みのある刺激に対して払いのけようとする。
	200	痛みのある刺激で顔をしかめたり、手足を少し動かしたりする。
	300	痛みのある刺激に全く反応しない。

開眼状態以外の評価
- 便・尿失禁（incontinence）がある場合は「I」を追加する。
- 不穏状態（restlessness）の場合は「R」を追加する。
- 無言無動（akinetic mutism）、失外套症候群（apallic state）（眼球は動かせるが無言無動の状態）の場合は「A」を追加する。（例：100Aなど）

グラスゴー・コーマ・スケール（GCS）

- 意識レベルの評価指標で、世界的に広く使用されている。
- 開眼、言語、運動反応の3項目を評価した後、3つの合計点数で意識レベルを評価する。
- 正常な場合はE4点＋V5点＋M6点＝15点、深い昏睡状態はE1点＋V1点＋M1点＝3点となる。

開眼（E）		最良言語反応（V）		最良運動反応（M）	
状態	点数	状態	点数	状態	点数
自発的に開眼	4	見当識あり	5	命令に応じて可	6
呼びかけにより開眼	3	混乱した会話	4	疼痛部へ	5
痛み刺激により開眼	2	不適当な発語	3	逃避反応として	4
なし	1	理解不明の音声	2	異常な屈曲運動	3
		なし	1	伸展反応（除脳姿勢）	2
				なし	1

医療外行為

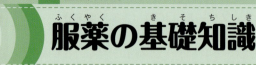

介護の現場では、対象者の服薬状況を把握することも重要です。また、薬の基本知識を知ることで、副作用など服薬関連のトラブルを防ぐことができます。

服薬の目的

- 主な目的は、病気の治療のためである。病気の原因が明らかな場合は原因を取り除くために服用するが、病気による発熱、痛みなどの症状を軽減するための対症療法として使用することもある。また、病気の進行を遅らせたり、発症の予防を目的に服用することもある。
- 自己判断で薬の服用を中止すると、病気の悪化や再発を招くことがあるが、目的もなく長期に薬の服用を続けていると副作用のリスクが高くなるため注意が必要。

薬のメカニズム

- 内服薬の場合、胃や腸管の粘膜から薬の成分が吸収されると、血管を通り肝臓に達する。その後、肝臓で吸収しやすい状態に分解されたり、毒性を弱くする代謝が行われ、薬の成分が血液を介して全身を巡る。
- 外用薬の場合は、皮膚から薬の成分が吸収されて作用する。
- 注射薬の場合、方法によりメカニズムが異なる。皮下注射や筋肉注射の場合は、皮下組織や筋肉組織から薬が吸収されて作用する。静脈注射の場合は、静脈に直接薬剤を注入するため、血液を介して速やかに全身に薬剤が巡る。
- 薬は、便や尿と一緒に排出される。便から排出する場合は、肝臓で薬の代謝や消化管への排泄（胆汁排泄）が行われ、尿と一緒に排出する場合は、腎臓が大きく関わってくる。
- 高齢者や、腎・肝障害がある人が薬を服用すると、臓器の機能低下により薬の代謝や排出に時間がかかる。このため、薬の成分が長時間残り、副作用が起こりやすくなる。

薬の形状と特徴

- 薬理的効果を説明し、その効果を示す成分を表す場合「薬」という言葉を使い、「剤」は薬となった形態を指すときに使う。
- 薬は、用途や目的に合わせた形状に作られている。一般的に用いられるのは内服薬(経口薬、飲み薬)と外用薬。医療機関では、医療行為により注射薬や点滴などを投与することがある。
- 自己判断で錠剤を粉砕したりカプセルを開封して服用すると、効き目が弱くなったり、有害な副作用が現れる可能性がある。
- 嚥下障害などの場合は、オブラートや服薬補助ゼリーを使用するほか、医師に相談して粉末や液体の薬に変更する方法もある。

内服薬	錠剤	固形の粒状の薬。一般的な錠剤のほか、舌下で溶かす舌下錠、口内で溶かす OD(口腔内崩壊)錠、チュアブル錠などがある。
	カプセル剤	ゼラチンの容器(カプセル)に薬を詰めたもの。カプセルを開けたり嚙んだりせずに服用する。
	散剤・顆粒剤	散剤は粉状、顆粒剤は細かな粒状。飲みにくいときはオブラートや服薬補助ゼリーなどを使用する。
	内服液剤・シロップ剤	液体の飲み薬。服用時は定量を正しく測ってから飲む。
外用薬	軟膏剤・クリーム剤・外用液剤	皮膚に塗る薬。患部や指を清潔にしてから指定量を塗る。
	点眼剤	目薬。まつげが容器に触れないよう点眼する。ほかの人と共有しない。
	点鼻剤	鼻の穴に容器を入れて鼻粘膜に噴霧する。使用後は容器の先端を清潔にする。
	坐剤	肛門や膣から挿入する薬。先端部を体温で温め滑りやすくしてから、指で薬を押し込む。
	貼付剤	皮膚に粘着させて用いる製剤。皮膚表面の患部または皮膚を通して局所患部へ有効成分を到達させる。
	吸入剤	鼻や口に噴霧して吸収する薬。使い方や器具の形状などが異なるため、使用前に医師や薬剤師に確認する。
	浣腸剤	肛門から注入する液状の薬。可能であれば浣腸後 10 分ぐらい排便を我慢する。

第4章 医療外行為　服薬の基礎知識

薬の飲み方

- 薬は病気の治療などに欠かせないが、誤って服用すると身体に悪影響を及ぼすことがある。薬を有効に利用するために正しい服用を心がける。
- 高齢者は、薬を飲み忘れたり、飲んだことを忘れる場合があるため、毎回服薬を見守り、薬の飲み残しがないか確認するのが望ましい。難しい場合は、服薬カレンダーなどを利用する。
- 薬を飲むときは、コップ1杯の水、またはぬるま湯と一緒に服用する。緑茶やジュース、炭酸飲料などで飲むと、薬の働きに悪影響を及ぼすことがあるため避ける。薬が飲み込みにくいときは、オブラートや服薬補助ゼリーなどを利用するとよい。
- 薬は決められたタイミングで所定の量を飲むことも重要となる。自己判断で薬の量を増減すると、治療効果が十分得られなくなる。また、処方された薬は、自覚症状がなくなってもすべて飲み切るようにする。

服用のタイミング

- 薬を服用するタイミングは、食後と指定されることが多い。ただし、漢方薬など一部の薬は、食前や食間など空腹時に服用する。これは、薬の種類によっては、食事の影響で効き目が強くなったり弱くなったりするためである。

服薬のタイミング

食前	食事の30分~1時間前
食後	食事直後~30分以内
食間	食事の2~3時間後
就寝前	就寝30分前(便秘薬など)、または就寝直前(睡眠導入剤など)
時間服薬	指定された一定の時間ごと
頓服	症状があるとき

服用時にとくに注意が必要な場合

- 高齢者や腎機能、肝機能が低下している人は、比較的副作用が現れやすいため注意が必要。
- 過去に薬で副作用が出た人や、薬剤アレルギーがある人は、必ず事前に医師や薬剤師に伝えるようにする。

相互作用

- 薬は、薬同士の飲み合わせや薬と食品の食べ合わせによって効き目が出すぎて副作用が現れたり、弱くなりすぎたりして、効果が十分得られないことがある。これを相互作用という。
- 複数の種類の薬を服用している場合は、医療機関や薬局では、必ず現在飲んでいる薬の種類を伝えるようにする。
- 市販薬（OTC）や健康食品、サプリメントも自己判断で服用せず、必ず事前に医師や薬剤師に相談すること。

注意すべき主な組み合わせ

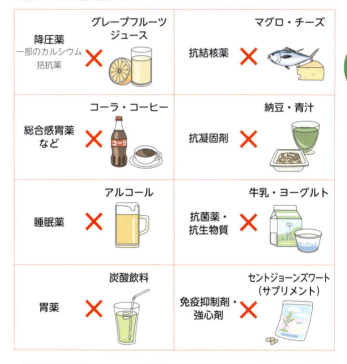

薬		組み合わせ
降圧薬（一部のカルシウム拮抗薬）	×	グレープフルーツジュース
抗結核薬	×	マグロ・チーズ
総合感冒薬など	×	コーラ・コーヒー
抗凝固剤	×	納豆・青汁
睡眠薬	×	アルコール
抗菌薬・抗生物質	×	牛乳・ヨーグルト
胃薬	×	炭酸飲料
免疫抑制剤・強心剤	×	セントジョーンズワート（サプリメント）

備考
- 同じ用途の薬でも、成分によって相互作用は異なる。
- 他の薬や食品で相互作用が起こることがあるため、医師か薬剤師へ事前に確認する。

医療外行為

一包化された内服薬の服薬介助

服薬は、多くの高齢者にとって欠かせない一方で、内服薬や水による誤嚥を起こすことがあります。とくに嚥下機能が低下している場合は注意が必要です。

介助の条件

- 服薬介助は、以下の3つの条件を満たし、医師の処方により薬局などで1回分ずつ小分けにして一包化された薬については、介護職の服薬介助が可能である。
- 条件に該当しない場合は、医療行為とみなされるため、看護師などの医療者が行う。

介護職が服薬介助できる条件

1. 患者が入院・入所して治療する必要がなく容体が安定している。
2. 副作用の危険性や服薬量の調整などのため、医師または看護職員による容体の経過観察が必要ない。
3. 誤嚥の可能性がなく、医薬品の使用方法について専門的な配慮が必要ではない。

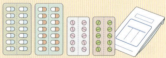

薬袋（氏名・服薬日時・服薬回数・量が記載されている）

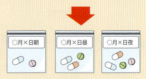

一包化されたもの

内服薬の基礎知識

- 内服薬には複数の剤形があり、経口、舌下の服薬方法がある。
- 経口は口から錠剤などを飲み込んで服用する。舌下は、薬を噛んだり、飲み込まないようにし、舌の下で自然に溶解させる。

内服薬の服薬方法

用意するもの
薬剤、コップに入れた水かぬるま湯、(必要な場合:吸い飲み、オブラート、服薬補助ゼリー)

1. 一包化された薬が、本人のものであるか確認する。
2. コップ1杯の水かぬるま湯を用意する。飲み込みにくいときは服薬補助ゼリーやオブラートを使用する。
3. 対象者が横になっているときは上体を起こして座位にする。
4. 薬を対象者に渡す。自力で飲めないときは2、3回に分けて舌の上にのせる。
5. 水分を摂って飲み込むよう促す。
6. 薬包内・口中に薬が残っていないか確認する。麻痺(まひ)側は薬が残りやすいので注意する。
7. 服薬後すぐに横になると、薬が食道に残ったり胃から戻ったりする可能性があるため、可能であれば服薬後30分は横にならないようにする。

内服薬の服薬のポイント

- 介護施設などで介助を行う場合は、ほかの人の薬と取り違えを防ぐため、複数のスタッフで、氏名、薬の種類や量を確認する。朝昼晩で服用する薬の種類が異なることもあるため、服用のタイミングを間違えないようにする。
- 患者が自力で薬を口に運べない場合は、比較的苦味を感じにくい舌の中央に薬をのせる。
- 舌の奥に置くと誤嚥(ごえん)を起こしやすいため避ける。
- 飲み忘れた場合、一度に2回分飲んだりしない。ただし、抗菌薬や喘息(ぜんそく)治療薬など一定の間隔で服用する薬の場合、飲み忘れに気づいた時点で医師の指示に従って投与する。
- 飲み忘れ、服薬拒否、嚥下(えんげ)障害などの理由で、薬を飲まずに捨ててしまったり、飲み込めずに吐き出してしまうこともあるため、きちんと服用したか確認することも大切である。

医療外行為

軟膏剤・貼付剤の介助

軟膏剤や貼付剤などの外用薬にも、適切な用法や用量があります。使い方を誤ると病状の回復に時間がかかるため、医師の指示通り正しく使用しましょう。

介助の条件

- 軟膏剤や貼付剤などの外用薬の介助は、本人や家族から事前依頼があり、医師など医療職の指導がある場合は医療行為には該当しない。
- 外用薬を使用する部位に褥瘡などの症状がみられる場合、軟膏剤の塗布などは医療行為となるため、医療者が処置を行う。
- 結膜や角膜に使用する眼軟膏の塗布は医療行為とみなされる。

医療行為の例
- 医師による経過観察が必要な場合の投薬
- 褥瘡の処置（薬の塗布、消毒など）
※患部の水洗いやガーゼ交換などは介護職も可。
- 眼軟膏の塗布など

軟膏剤・貼付剤の基礎知識

- 軟膏剤とは塗り薬と呼ばれる外用薬のことで、薬の有効成分にワセリンや乳剤などの基剤を加え、塗りやすくしたもの。
- 軟膏の一般的な使用法は、単純塗布法（指の腹で薄く塗り広げる方法）だが、薬剤や症状によって重層法（重ね塗り）、密封療法（塗布後にラップで密封する方法）を用いることがある。
- ほとんど水を含まない基材を用いるテープ剤と水を含む基材を用いるパップ剤がある。テープ剤は経皮吸収により全身に作用することを期待したもの。気管支拡張や血管拡張、ホルモン補充などを目的としたものが多い。パップ剤は主に湿布を目的にしたもので、温湿布と冷湿布がある。
- 使用前後、皮膚に異常がみられる場合はすぐ医師に相談する。

軟膏剤の介助方法とポイント

※単純塗布法の手順

用意するもの
薬剤、手袋、タオル、（必要な場合：ガーゼ、フィルム材など）

1. 皮膚に汗や汚れがついているときは拭く。入浴後に塗布すると薬剤が浸透しやすい。
2. 手袋をして、人さし指の先に軟膏を押し出す。
3. 軟膏を手のひらぐらいの広さに均一に伸ばす。
4. 塗布する面積により軟膏の量を調整し、塗布する。手のひら二つ分の面積に対して0.5g程度が目安となる。

ポイント
・薬の塗布は毎日同じ時間に行う。
・薬は、他の人と共有しない。
・皮膚の赤みやかゆみがなくなっても炎症が治まっていない場合があるため、医師の指示があるまで塗布を続ける。

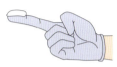

指の第一関節まで取ると0.5g程度

貼付剤の介助方法とポイント

用意するもの
貼付剤、タオル、（必要な場合：テープ、フィルム材、はさみなど）

1. 患部周辺の汗や汚れは拭き取る。
2. 湿布についたシートを剥がし、しわが寄らないように貼る。
3. 8～12時間ごとを目安に貼り替える。一度使用した貼付剤は再利用しない。

ポイント
・傷が悪化する可能性があるため傷の上には貼らない。
・関節など剥がれやすい部位に貼るときは、湿布に切り込みを入れて皮膚に密着させるようにし、テープなどで固定する。

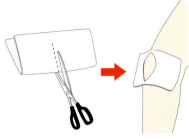

関節部に貼る場合は、事前に切り込みを入れる

医療外行為

点眼剤・点鼻剤の介助

点眼剤や点鼻剤は粘膜や結膜を介して投与します。過剰に投与すると副作用の可能性があるため、指示された用法用量を守りましょう。

介助の条件

- 医師などの医療職の指導のもと、本人や家族の了解がある場合は医療行為に該当しないため、介護職による介助が可能である。
- 医師による経過観察の必要な場合や、機械を使用して薬を吸引するネブライザーの使用などは、医療者が行う。

医療行為の例
- 医師による経過観察が必要な場合の投薬
- ネブライザー（吸入器）による薬剤の吸入など

点眼剤・点鼻剤の基礎知識

- 点眼剤は、白内障、緑内障など眼の疾患の治療に用いる。
- 瞼結膜（まぶたの内側の赤い部分）に滴下した薬剤は、結膜嚢（まぶたの裏から眼球の表面にかけての袋）から眼球全体に広がる。
- 点鼻剤は、鼻づまり、鼻水などの症状に対し、容器の先端を鼻に差し込み、直接鼻粘膜に噴霧する。
- 粘膜から吸収された薬剤は、肝臓を通らず、血液を介して全身を巡るため、効果を早く得ることができる。

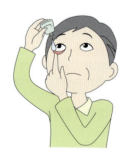

点眼剤の介助方法とポイント

用意するもの
薬剤、タオル、ガーゼ（またはティッシュ）、（必要な場合：テープ、フィルム材、はさみなど）

❶対象者は座位の姿勢をとる。できない場合は臥位で行う。
❷ガーゼを下瞼に当て、下瞼を軽く指で口側に引く。眼は天井を向いてもらう。
❸下瞼の結膜と眼球のすき間のやや目尻側に、薬剤を1滴垂らす。容器の先端にまつげや皮膚が触れないようにする。
❹眼から溢れた薬剤は拭き取り、1分間目を閉じる。

ポイント

・容器を角膜に近づけすぎると傷つける危険性があるため、点眼は、必ず下瞼粘膜部に行う。
・2種類以上の点眼薬を使用するときは、医師の指示通りの順番に投与し、5分以上の投与間隔を空ける。

点鼻剤の介助方法とポイント

用意するもの
薬剤、ティッシュ

❶座位、または臥位の状態で、軽く鼻をかむ。
❷噴霧式の場合は少し下を向いて、もう一方の鼻穴は指でふさぎ、息を吸うように声かけしながら鼻に噴霧する。
❸滴下式の場合は、頭を後方に傾けて鼻が上に向くようにして鼻腔内に滴下する。
❹頭を後ろに傾けた状態を保ち、噴霧式の場合は数十秒間、滴下式の場合は数分間鼻呼吸を促す。

ポイント

・振って使う薬剤の場合、使用前によく振る。
・介助の前後は、手をきれいに洗う。
・介助後は、容器の先端をきれいに拭いてキャップを閉める。
・点鼻後30分間は、鼻をかむのを控えるよう伝える。

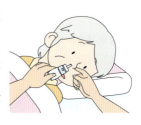

医療外行為

坐剤の介助

坐剤は、肛門から直腸内に挿入し直腸粘膜から吸収されるため比較的速く効果が現れるのが特徴です。また、嘔吐などで内服薬が使用できないときにも使用します。

介助の条件

- 介護職の場合、本人や家族の了解があるとき、医師などの医療職の指導のもと、介助が可能である。
- 肛門や直腸などの疾患による出血の可能性がある場合などは、医師や看護師などの医療者に介助を依頼する。

医療行為の例
- 肛門からの出血の可能性がある場合
- 医師による経過観察が必要な場合の投薬など

坐剤の基礎知識

- 坐剤は、解熱鎮痛薬、吐き気止め、けいれん治療薬などを服用しにくいときに使用するほか、便秘薬や痔の治療薬など直接患部に作用する薬もある。
- 肛門に坐剤を挿入すると、体温や直腸内の水分を吸収して溶け出し、直腸粘膜から吸収される。
- 坐剤は、食事の影響を受けないため、いつ使用しても差し支えない。
- 坐剤は30℃前後で溶けるため、通常は冷蔵庫などで保存する。

主な適応例
- 嚥下障害、呼吸器症状などで経口摂取が困難な場合
- 胃や十二指腸など上部消化器に病変がある場合
- 嘔吐やけいれんがある場合

坐剤の介助方法とポイント

用意するもの
薬剤、使い捨て手袋、ワセリンか水、ティッシュなど

1. 手袋を着用する。
2. 便意があるときは排便をすませ、側臥位になる。
3. 人の目がある場合は個室、またはカーテンなどを閉める。
4. 対象者は下着やおむつをはずす。その際、タオルなどを用いて不必要な露出を避ける。
5. 薬を包装フィルムから取り出す。
6. 坐剤の先端にワセリンか水をつける。
7. 坐剤の後方をつまみ、薬のとがった方を肛門に当てて4～6cm挿入する。
8. 坐剤が奥まで入ったら、2～3分ティッシュを使って押さえて飛び出さないようにする。
9. 坐薬が排出されないことを確認したら、対象者の衣服や体位を整える。
10. 投薬後、20～30分間は安静にする。

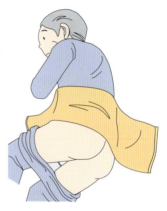

ポイント

- 2種類以上の坐薬を使用する場合、順番は医師の指示に従う。特に指示がない場合は、優先度の高いものから使用し、30分以上間隔を空けてから次の坐剤を使用する。
- 坐薬の場合は浣腸より腸内深度が浅いため、腹圧がかからない体勢であれば立位などでも可能である。
- 素手で行うと坐剤が溶ける可能性があるため、手袋を着用する。
- 羞恥心を伴う投与方法なので、介助の際は本人の理解を得たうえでプライバシーに配慮するよう心がける。
- 挿入する際は、口から「はー」っと呼吸をしてもらうように声をかけると入りやすい。

医療外行為

切り傷・擦り傷・やけどの処置

切り傷、擦り傷の患部は小さくても化膿して悪化する可能性があります。切り傷や、やけどは深部に及ぶと重症化するため、早めに医療機関を受診しましょう。

介助の条件

- 切り傷、擦り傷、やけどなどの場合、傷などが小さく浅い場合は、介護者による介助が可能である。
- 大量の出血、出血が止まらない、傷が深い、または大きいときは医療機関を受診する。
- 持病がある場合、やけどの範囲が関節や陰部の場合、ショック状態・意識喪失・呼吸困難などの場合は救急車を呼ぶ。

医療行為の例
- 切り傷、擦り傷、やけどの程度が重いか広範囲に及ぶ場合
- 傷口から大量の出血が続く場合

切り傷・擦り傷の介助方法とポイント

用意するもの
清潔な水、タオル、ガーゼ、絆創膏、固定テープなど

1. 傷口が汚れている場合は流水、または容器にくんだ清潔な水で洗い流し、ガーゼや清潔なタオルで水分を拭く。
2. 患部をガーゼ、創傷被覆材、絆創膏などで覆う。
3. 出血が多いときは、圧迫止血法を行う。約1cmの厚さのガーゼを傷口に当て、5分間傷口の上を手で強く押さえる。そのまま力を弱めずにガーゼをテープなどで固定する。

ポイント
- ガーゼや絆創膏が汚れたときは交換する。
- 傷にいる細菌や老廃物などを洗い流すことが傷の治りを促進するため、傷は乾燥させず湿潤状態をつくる。

やけどの基礎知識

- やけど（熱傷）は熱や化学薬品による皮膚の損傷のことで、面積と深さにより重症度を見極める。
- 成人は全体の 20% 以上、小児は 10% 以上の面積にやけどを負うと生命の危険がある。

やけどの深さ	主な症状
Ⅰ度（表皮の損傷）	皮膚が赤くなり痛む。
浅達性Ⅱ度 （浅い真皮の損傷）	皮膚が赤くなり水疱ができて痛む。水疱を圧迫すると赤みが消失する。
深達性Ⅱ度 （深い真皮の損傷）	皮膚が赤または紫色から白くなる。水疱ができるが痛まない。
Ⅲ度 （皮膚の最深部の損傷）	皮膚が黒色、褐色または白色になる。水疱はできず、痛まない。

やけどの介助方法とポイント

用意するもの
清潔な冷水、タオル、ガーゼ、包帯など

1. 患部に流水を 15〜20 分当て続ける。近くに流水がない場合は、清潔な冷水で患部を冷やす。
2. 衣類の上から熱湯をかぶったときなどは、服を脱がせずに衣類の上から水をかける。
3. 流水や冷水を当てた後、患部を冷やしながら早めに医療機関を受診する。

ポイント

- 無理に衣服を脱がせるとやけどが深くなったり、水疱（すいほう）が破れ、回復に時間がかかる。
- 自己判断で患部に軟膏や油などを塗ると悪化することがある。
- やけどの直後は軽症に見えても、翌日以降に変化がみられ重症とわかることもあるため、患部の状態を注意深く観察する。

切り傷・擦り傷、やけどの処置

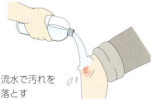

流水で汚れを落とす

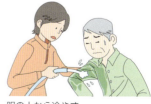

服の上から冷やす

医療外行為

爪切り、爪やすりでのやすりがけ

爪が伸びたまま放置すると、爪がひっかかり皮膚を傷つけたり、爪が剥がれケガをすることがあります。また衛生上の問題もあるため定期的にケアしましょう。

介助の条件

- 爪や周囲に傷や白癬などの疾患がない場合、爪切り、やすりがけなどは、原則医療行為に当てはまらない。
- 爪や周囲に傷や白癬などの疾患がある場合は、医師や看護師などの医療者が対応する。
- 糖尿病患者の場合、小さな傷が炎症を起こし壊疽を起こす可能性があるため、医療者に依頼する。

医療行為の例
- 爪や周辺に白癬、疥癬などの病気や傷がある場合
- 巻き爪や陥入爪の場合
- 糖尿病患者の爪切りなど

爪の構造とトラブル

- 爪は皮膚の一部で、主にケラチンというたんぱく質で構成される。成人は通常1日に約0.1mm伸びる。
- 爪上皮（甘皮）は、爪半月を保護する役割を担う。爪上皮を切ると、爪が凹凸になったり、ささくれの原因となることがある。また、細菌が侵入すると炎症を起こすこともある。
- 爪は通常ピンク色だが、変色したり、変形したりしている場合は、病気の可能性があるため、早めに医療機関を受診する。

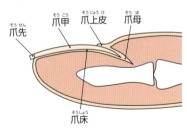

爪切りの介助方法とポイント

用意するもの
爪切り、やすり、新聞紙などの敷物、使い捨て手袋など

❶対象者の指先を持ち、爪と皮膚の境目を確認する。
❷手のひらで相手の指を下から支えるようにする。
❸爪の両角がまっすぐになるように、爪切りで肉を挟んでいないか確認しながら少しずつ切る。
❹爪の白い部分は1mm程度残す。

ポイント
・入浴後に行うと、爪が柔らかくなり切りやすい。
・高齢者の場合、はさみ型やニッパー型爪切りが望ましい。
・爪切りのカバーをはずすと、爪と皮膚のすき間が見やすい。
・爪を一気に切ろうとせず、少しずつ切る。
・爪の角を丸く切ると、巻き爪になりやすいので避ける。
・使った爪切りややすりは消毒する。

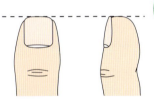

爪やすりの介助方法とポイント

❶爪切りの後、爪の切り口が滑らかになるようにやすりをかける。やすりは爪に対して一定方向に動かす。
❷やすりがけは、爪が滑らかになるまで繰り返す。
❸やすりがけが終わったら温めたタオルなどで爪の表面を拭いてきれいにする。

ポイント
・爪のとがりや凹凸があると、皮膚をひっかいて傷を作ってしまうことがあるため、滑らかに整っていることを確認する。

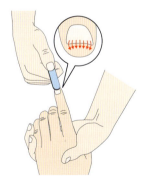

医療外行為

パルスオキシメーターの装着

パルスオキシメーターは、光センサーを用いて動脈内の血中酸素飽和度（SpO_2）を測定する装置です。体内に十分酸素が取り込まれているかを確認します。

介助の条件

- パルスオキシメーター（酸素濃度測定器）の装着は、医療行為に該当しないとして、介護職にも認められている。
- ただし、測定値結果から医学的判断を行うと医療行為となるため認められない。
- 体調の急変などで医学的判断が必要な場合は、医師に相談する。

医療行為の例
- 測定値による医学的な診断など

パルスオキシメーターの基礎知識

- パルスオキシメーターは、動脈内の血中酸素飽和度（SpO_2）を測定する装置である。センサーから赤色光と赤外光を交互に発し、動脈の血流を検知してSpO_2を表示する。
- SpO_2の標準値は96〜99％だが、肺や心臓の病気で酸素を体内に取り込む力が低下すると数値が下がる。SpO_2が普段の値から3〜4％低下し、息苦しさや喘鳴などの症状が強い場合は、医療機関を受診する。特に90％以下の場合は、呼吸不全の可能性があるため、早急に医師の診察を受ける。
- 慢性閉塞性肺疾患、肺炎、肺がんなどで呼吸不全がある、または在宅酸素療法・在宅人工呼吸を行っている場合などに呼吸管理を行ううえで重要となる。
- 指に挟むだけで測定できるため、痛みもなく、持続的に実施できる利点がある。また、所要時間も数秒のため、リアルタイムな測定が可能である。

パルスオキシメーターの装着方法とポイント

❶ プローブの上下が対向するように、麻痺や痛みがない手指をはさむ。
❷ 指は奥まではさみ、LED発光部が爪の生え際になるようにする。
❸ 指を動かさないようにする。手が震えたり動いたりする場合は、指の側面を優しく握り固定する。
❹ 20～30秒間後に数値を読み、記録する。

ポイント

・強い光が当たる場所での測定を避ける。パルスオキシメーターに強い光が当たる場合は、カーテンや手などで光を避ける。
・爪白癬、マニキュアなどがあると測れないことがあるため、ほかの指か耳たぶなどで計測する。
・プローブが抜ける方向に指をずらすと、ペナンブラー効果（SpO_2 が低下する現象）がみられるため、測定中は動かないようにする。
・安静にし、脈が安定した状態で計測し、運動、外出、入浴後などは避ける。
・冬場など指先が冷たいときは、測定前に手を温める。血行不良などで指が冷たいと計測できないことがある。
・連続で測定する場合は、測定部位を4時間ごとに変える。

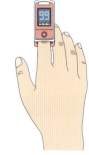

パルスオキシメーターの装着例

測定値に影響を与える要因と対処法

要因	対処法
正しく指に装着されていない	発光部が指に当たるように調整する
指が揺れる、体が震えるなどの体動	安静状態になるのを待つ
脈波が小さい	ほかの部位に付け替えてみる
気温が高い／低い	室内の温度を調整する
血圧測定のため、カフなどを同じ腕に装着している	血圧測定終了後か、もう片方の腕で測定する

医療外行為

口腔内の刷掃・清拭

歯磨きや口腔清拭などの口腔ケアは、虫歯や歯周病を防ぐだけでなく、全身の健康維持につながります。経口摂取が困難な場合も必ず毎日行いましょう。

介助の条件

- 日常的な口腔内の刷掃・清拭として、歯ブラシや綿棒、脱脂綿などで、歯、口腔粘膜、舌に付着した汚れを取り除き清潔に保つ行為は、医療行為外と定義される。
- 義歯を入れ歯洗浄剤などで洗浄するなどし、衛生を保持する介助も可能である。
- 重度の歯周病患者などへの口腔ケアは、医療行為とみなされる。

医療行為の例
- 重度の歯周病患者
- 口中に炎症やただれなどがみられる場合など

口腔ケアの基礎知識

- 口腔ケアは、口中を清潔にするだけでなく、歯ブラシや指などが口中の唾液腺に刺激を与え、唾液の分泌を促す効果が期待できることなどから、誤嚥性肺炎の予防にもつながる。
- 経管栄養が続き口で食べない状態が長く続くと、咀嚼や嚥下などの機能低下や管の汚染などで誤嚥性肺炎のリスクが高くなる。口腔ケアは、唾液の分泌促進、口周辺の筋肉機能の維持などの理由からも不可欠である。
- 口腔ケア開始前には、虫歯や歯周病、浮腫などの異変がないか確認し、異常がみられたら早めに歯科医師に相談する。
- 本人ができる部分は、なるべく本人に任せ、本人の自立や意欲を妨げないようにする。
- 口腔清拭を介助する方法は、要介護者の自立度によって異なるが、通常は歯ブラシを使った機械的刷掃を中心に行う。

口腔刷掃の手順とポイント

用意するもの
歯ブラシ、歯磨き粉、口腔ケア用スポンジ、水かぬるま湯、コップか吸い飲み、タオル、使い捨てタイプの手袋、ガーグルベースン（移動困難な場合）

❶口腔ケアを行うことを伝え、洗面所に移動する。移動困難な場合は座位、上半身を起こせないときは臥位で行う。
❷口を開けてもらい、歯肉などの状態や汚れの箇所を確認する。
❸うがいをしてもらい、口中を湿らせる。
❹歯ブラシで歯や歯茎を清掃する。歯は奥から手前に上下の表側を先に清掃し、次に裏側を清掃する。
❺清掃が終わったら、数回うがいをしてもらい、口中をすすぐ。
❻タオルで口周辺を拭き、口中に汚れが残ってないか確認する。

ポイント
・なるべく上体を起こし、水や唾液が気管支に入らないようにする。
・義歯ははずす。
・歯磨き粉を付ける場合は少量、うがいができない人は何もつけずに行う。

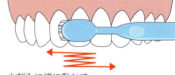
小刻みに横に動かす

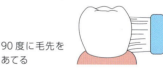
90度に毛先をあてる

含嗽法（うがい）とポイント

●うがいには、喉の奥を洗う「ガラガラうがい」と、口を閉じて頬をふくらませて行う「ブクブクうがい」があるが、口腔ケアの場合は主に「ブクブクうがい」を中心に行う。
●うがいをすると、食べかすや粘液などが洗浄されるため、口中に清涼感が得られる。また口中に適度な水分を与えるため、乾燥防止にもつながる。

ポイント
・麻痺がある場合は麻痺がない方に水を含む。
・上体が後ろに倒れていると誤嚥しやすくなるので注意する。
・うがいの水は、気管支に入らないように飲み込まず吐き出す。

口腔清拭とポイント

●口腔清拭は、口内を拭いて清潔に保つ方法である。うがいができない場合や、唾液分泌が低下している場合などに用いる。

ポイント
・指にガーゼを巻きつけ、十分に湿らせる。
・頬粘膜と歯肉の間を静かに広げるようにガーゼでこする。
・口腔の乾燥が激しいときは、ガーゼを浸潤剤の入った洗口剤に浸してから行う。

義歯の手入れの方法とポイント

●義歯（入れ歯）が汚れると、義歯性口内炎や口臭が起きたり、義歯の変色が起こりやすい。
●歯間や歯茎との間に汚れが溜まりやすくなり、残っている歯が虫歯や歯周病になりやすいため、毎日手入れを行う。

用意するもの
歯ブラシ、義歯専用磨き粉、義歯専用容器、義歯用洗浄剤、使い捨て手袋など

❶義歯をはずしてもらい、口腔内に異常がないか確認する。
❷義歯を水洗いし、義歯専用の磨き粉をつけた歯ブラシでブラッシングする。
❸水で磨き粉を十分洗い落とす。
❹水と義歯洗浄剤を入れた保管容器に、義歯を入れる。

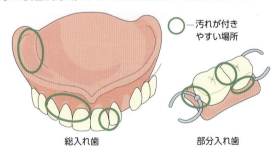

総入れ歯　　　　　部分入れ歯　　　○…汚れが付きやすい場所

ポイント
・義歯を洗浄するとき、通常の歯磨き粉を使用すると傷がついて細菌が繁殖しやすくなるので、義歯専用の磨き粉を使用する。
・義歯だけでなく、口腔内の歯や歯茎の清掃も行う。

7　医療外行為

耳垢の除去
（じこう じょきょ）

耳垢とは、外耳道（がいじどう）から剥がれた皮膚や外界からの異物などです。耳垢がたまると聞こえにくくなるため、定期的に除去するとよいでしょう。

介助の条件

- 耳垢の除去は医療行為ではないため、通常介護職による介助が可能である。耳の異常がないことを確認後、対象者の同意を得たうえで、外耳道や鼓膜（こまく）を傷つけないように注意しながら行う。

医療行為の例
- 湿疹（しっしん）、外耳炎などによる耳垢栓塞の場合

耳垢除去の手順とポイント

用意するもの
耳かき、綿棒、ティッシュペーパー

1. 外耳道が見やすいように室内の明るさを調整する。
2. 耳介（耳たぶ）を後ろに引っ張ってから上に移動させると奥まで見やすい。
3. 外耳道の出口から約1cm以内の耳垢を、耳かきや綿棒で除去する。

ポイント
- 耳垢除去は、頻繁に行うと外耳道や鼓膜のケガにつながりやすいため、月1回（2〜3分）を目安に行う。
- 入浴後に行うと耳垢が軟らかくなり除去しやすい。
- 耳垢除去中は頻繁に声がけをし、不安を取り除くようにする。
- ピンセットは、外耳道や鼓膜を傷つける可能性があるため使用しない。

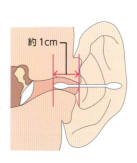

医療外行為

ストーマパウチの排泄物除去と交換

がんなどの疾患で人工肛門や人工膀胱となると、パウチ内の排泄物の廃棄や交換ケアが必要となる。種類により取り扱い方が異なるため、事前に確認を行う。

介助の条件

- ストーマパウチの排泄物処理は、介護職も対応可能である。
- ストーマパウチの交換は、肌との接着面に皮膚保護機能がある場合（ツーピース型）のみ医療外行為になる。
- 常に医師や看護師などの医療者と連携を取り、皮膚に異常がある場合は専門的な管理の要否などの確認を行う。

医療行為の例
- 皮膚保護機能がないストーマパウチの交換

ストーマの基礎知識

- ストーマパウチは、ストーマ（人工肛門や人工膀胱の排泄口）に装着し、便や尿を蓄積する袋である。ストーマの場合は、自分の意志で排泄を我慢できないため、ストーマパウチなどのストーマ装具を用いて排泄管理を行う。
- ストーマ装具は、尿路用と消化器用に分けられる。消化器用は、ストーマ周囲の皮膚に粘着する面板とパウチが一体化したワンピース型と、分離しているツーピース型がある。尿路ストーマは排出口がキャップになっている。
- 排泄物処理の頻度は、個人差があるため医師の指示通りに行う。
- 消化器ストーマの場合、装具を外すことで入浴が可能となる。尿路ストーマ（ウロストミー）は装具を付けたまま入浴が可能。

ワンピース型

ツーピース型

尿路ストーマ

ストーマパウチの介助の手順とポイント

用意するもの
交換用パウチ、使い捨て手袋、排泄物を受ける便器、おむつ、ビニール袋、トイレットペーパーなど

❶介助者は、事前に使い捨て手袋を装着する。
❷対象者にストーマパウチの交換、排泄除去をすることを伝える。移動困難な場合は床上に便器かおむつを用意する。
❸パウチの下の排泄口に、便器やおむつなどを当て、フランジ（面板）からパウチを剥がす。
❹パウチの外側から手指を当て内容物を寄せ、パウチの下側に排泄物が集まるようにする。
❺排泄口を上向きにしてから、排泄口の留め具を外す。
❻パウチの排泄口を2回外側に折り返した後、排泄口を下に向け、排泄物を下に押し出す。
❼排泄物を廃棄した後、排泄口周辺の排泄物をトイレットペーパーなどで拭き取る。その際、排泄口の内側も拭き取る。
❽折り返した排泄口を元の状態に戻し、留め具をつける。
❾新しいパウチ、または洗ったパウチをフランジに装着する。
❿排泄物の量や形状などを確認し、記録する。

ポイント

・ストーマ周辺の皮膚にただれや炎症などの異変がないか確認する。皮膚に異常がみられる場合は、医療者に相談を行う。
・排泄物の漏れが生じている場合は、医療機関に相談する。
・処置に慣れてない場合や便が軟らかい場合などは、排泄物が飛び散ることがあるので、周囲を汚さないように注意する。

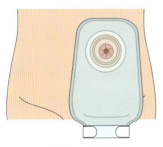
ストーマ装着時

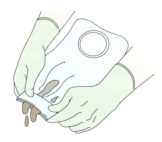
排泄口を折り返す

医療外行為

自己導尿の補助

自己導尿は、自分で尿を排泄できないとき、尿道にカテーテルを挿入し排泄することです。自力でカテーテル準備や後片付けなどが困難な場合は介助します。

介助の条件

- 介護職の場合、自己導尿の補助を行うことが可能である。導尿カテーテルの準備や体位の保持、後片付けなどは介助できるが、カテーテル挿入は対象者本人が行う。
- 本人以外が導尿カテーテルの挿入や陰部消毒などをすると医療行為となるため、看護師などの医療者に依頼する。

医療行為の例
- カテーテルの挿入
- 陰部消毒

自己導尿の基礎知識

- 排尿障害の原因として、パーキンソン病、脳梗塞などの脳疾患、腰椎ヘルニアや脊髄損傷、糖尿病による神経障害、子宮がんや膀胱がんなどの手術の後遺症などが挙げられる。
- 排尿障害により残尿が続き、膀胱に尿がたまりすぎると、膀胱内に圧力がかかって腎臓に逆流することがある。すると、腎臓に負荷がかかって水腎症や腎盂腎炎などが生じ、腎機能低下の可能性がある。また、細菌感染のリスクも高くなる。
- 自己導尿は、腎機能の維持だけでなく、膀胱の収縮と弛緩の繰り返しにより膀胱本来の機能改善、定期的な排尿による尿路感染の予防などの利点が考えられる。
- 自己導尿は、医師の指示に従い、尿量が少なくなっても一定時間ごとに行う。自分で自己導尿の回数を減らしたり中止したりせず、必ず事前に医師に相談する。

自己導尿の介助の手順とポイント

用意するもの
導尿カテーテル、尿器、消毒薬、消毒綿、潤滑剤、使い捨て手袋、ビニール袋、(必要な場合:枕、クッション、鏡)など

❶座位、または仰臥位(ぎょうがい)になり、できるだけ上体を起こす。
❷陰部のそばに、尿器などの容器を置く。
❸尿道口(尿が体外に出る場所)の消毒のため、姿勢を保持する。
❹**【男性の場合】**利き手の反対側の手で陰茎を持ち、亀頭部の位置が安定するように固定する。介護者は、状態に合わせ、体位や陰茎の位置が安定するように保持する。

【女性の場合】両下肢を広げ、尿道口が見えるように鏡の位置を合わせる。体位を保持できないときは、枕やクッションなどを使い、両下肢を安定させる。

男性の場合　　　　**女性の場合**

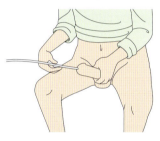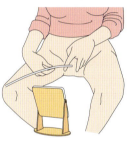

❺尿道口の消毒に必要な物を揃える。介護者は、カテーテルに細菌がつかないように衣類や寝具を整える。
❻要介護者は、潤滑剤をつけたカテーテルを尿道に挿入する。
❼カテーテルを挿入すると尿が流れるため、カテーテルの先端に尿器などを置き、尿を受け止める。
❽排尿が終わったら、要介護者自身でカテーテルを引き抜く。介護者は下肢や陰茎を支え、抜きやすいように介助する。
❾尿の量や状態を観察して尿を廃棄した後、後片付けをする。

ポイント

・自己導尿を介助するときは、対象者の尊厳に配慮して必ず個室で行うか、ベッド周りをカーテンやスクリーンで覆う。
・尿意がないときも、毎日同じ時刻に行う。
・尿量を確保するため、対象者はこまめに水分の摂取を心がける。

医療外行為

市販の浣腸器による浣腸

浣腸は、肛門部に薬液を入れ、直腸を刺激したり便を軟らかくしたりします。即効性がありますが、使用法を誤るとけがの可能性があるため注意しましょう。

介助の条件

- 通常、浣腸は医療行為だが、市販の浣腸器による行為は介護職にも認められている。
- 市販の浣腸器の場合、挿入部（ノズル）の長さは6cm以下である。浣腸液は、グリセリン濃度50%以下で、内容量が成人で40g以下、6～12歳未満は20g以下、1～6歳未満は10g以下となっている。

医療行為の例
- 肛門周辺に痔や傷がある場合
- 体力が低下するなど医学的管理が必要な場合
- 浣腸器の挿入部が6cmを超えるもの、浣腸液のグリセリン濃度50%を超えるもの、グリセリン以外の有効成分を含む浣腸液などを使用する場合

浣腸の基礎知識

- 浣腸剤は、便秘などで排便困難な場合や、医学的管理が必要な場合などに使用できる。
- 市販の浣腸剤は、ディスポーザブル（使い捨て）容器であり、グリセリンを水で希釈した薬液を使用している。
- グリセリンには通常副作用はないが、浣腸による刺激や排便により腹痛、残便感、血圧の変化などの症状がみられることがある。
- 高齢者の場合は、一時的に血圧低下し意識消失が現れることもあるので、介助後も体調の変化がないか注意を払う。

市販の浣腸器

浣腸の介助の手順とポイント

用意するもの
市販のディスポーザブル浣腸剤、潤滑剤、ティッシュ、防水シーツ・おむつ、バスタオル、使い捨て手袋（必要な場合：ポータブルトイレ、便器、ウエットティッシュなどの陰部洗浄用品）

❶浣腸器を40℃程度に温める。（注入時は38℃程度）
❷ベッド周囲をカーテンなどで仕切り、腰から臀部の下に防水シーツ、またはおむつを敷く。
❸対象者は側臥位になり、膝をかかえてもらう。ズボンと下着を脱いだ後、腰の上にバスタオルをかける。
❹浣腸器のキャップを外し、ノズルの先端に潤滑剤を塗る。
❺ゆっくりノズルの先端を5～6cm挿入する。このとき、対象者が不安を抱かないように、声がけをする。
❻ノズル挿入後、容器を押して少しずつ薬剤を注入する。注入が終わったら、ゆっくりノズルを引き抜く。
❼肛門をティッシュで押さえ、薬剤が流れるのを防ぐ。3～5分我慢して便意が強くなったらトイレに行くか便座を当てる。
❽便の量や形状などを記録し、後片付けを行う。

ポイント

・便が硬くなり排泄できない状態で浣腸を行うと、排便できずに腹痛が悪化することがあるため、医師の判断のもと、医療者に摘便などの処理を依頼する。
・1度使用したディスポーザブル浣腸器は、自治体のルールに従って廃棄し再利用しない。
・排便後、激しい腹痛、意識消失などの異変がみられるときは、すぐ医師に連絡する。

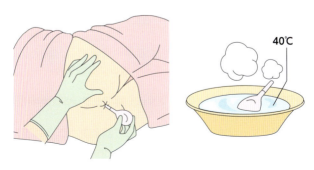

医療外行為

AEDの操作

AED（自動体外式除細動器）は、心室細動などが起こった心臓に電気ショックを与え、正常な拍動に戻す医療機器です。多くの人が集まる場所に設置されています。

AEDの基礎知識

- AED（Automated External Defibrillator）は自動体外式除細動器とも呼ばれる。
- AEDの使用は一次救命処置のひとつで、居合わせた人が救急隊員や医師に引き継ぐまでの応急処置である。
- 心臓がけいれんして血液を送り出せなくなる状態（心室細動）の場合、AEDを使用して電気ショックを与え、正常なリズムに戻すことができる。
- AEDは自動で心臓の状態をみて、電気ショックが必要かどうかを判断する。
- 電気ショックまでの時間が1分遅れるごとに救命率は7〜10％ずつ低下する。そのため、5分以内に除細動を行うことが重要になる。
- AEDをいつでも稼働できるように、使用期限の確認、物品の補充など定期的な点検を行う。

AEDの使用方法と注意点

1. 周りの安全を確認して、倒れた人に声をかける。
2. 耳元で話したり、肩をたたいたりしても反応がない場合や判断が難しい場合は、大声で周囲に助けを求める。近くの人に119番への通報とAEDを持ってくるよう依頼する。
3. 胸と腹部を観察して呼吸をしているか確認する。
4. 呼吸が確認できないときは、すぐに心臓マッサージ（胸骨圧迫）と人工呼吸を行う。
5. 心臓マッサージは1分間に100〜120回の速さで、30回行う。

❻ 人工呼吸は気道確保のうえ、約1秒で胸が膨らむように息を吹き込む。10秒以内にもう一度行い、心臓マッサージに戻る。
❼ AEDが届いたら、ふたを開けて電源を入れると音声ガイドが流れるため、それに従って操作を開始する（自動的に電源が入るものもある）。
❽ 電極パッドのシールをはがして、パッドに描かれた絵の通りに胸部にパッドを貼る。
⇒パッドと体の間に空気が入らないようにする。
⇒汗や貼付剤などの薬剤は拭き取る。
⇒ネックレスなどの貴金属類は外すかパッドに触れないようにする。
⇒ペースメーカー利用者に対しては、植え込み位置から2～3cm離して貼る。

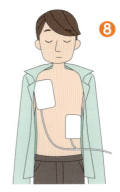

❾ 電極パッドを本体につなぐ（一体化されている機種もある）。
❿ AEDが自動的に心電図の解析を始めるので、周囲の人に離れるように促し、救助者も倒れている人に触れないようにする。

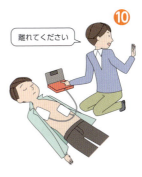

離れてください

⓫ 心電図解析の結果、電気ショックが必要だと判断された場合は指示に従って電気ショックボタンを押す。
⇒感電の危険があるため周囲は全員離れる。
⇒解析の結果、電気ショックが必要ない場合は胸骨圧迫を継続。
⓬ 電気ショックを行ったあとも胸骨圧迫を継続する。
⓭ AEDは定期的に心電図を解析するので、その都度指示に従い、救急車が来るまで繰り返す。

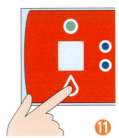

第4章 医療外行為

AEDの操作

条件付きで行える医療行為

喀痰吸引と経管栄養

平成24年4月から、介護職員などが一定の研修を受けて認定証を交付されれば、痰の吸引や経管栄養などの特定行為を行うことができるようになりました。

喀痰吸引の基礎知識

- 上気道の分泌物や貯留物を排除し、窒息や誤嚥性肺炎などを予防することを目的とする。
- 勢いのある呼気ができない、咳が出ない、嚥下障害、気管カニューレが挿入されているなどの理由で、痰や異物（唾液、血液、膿、食物残渣）を自力排出できない場合に、医療行為である吸引が必要になる。

喀痰吸引の種類

口腔内吸引
- 口から吸引カテーテルを挿入し、痰や異物などを吸引する。

鼻腔内吸引
- 片方の鼻の穴から吸引カテーテルを挿入し、咽頭・喉頭・気管・気管支の吸引を行う。

気管カニューレ内吸引
- 気管切開（P280）をしている場合に、頸部の気管カニューレ内に吸引カテーテルを挿入し、気管内の吸引を行う。

喀痰吸引の条件と必要物品

- 一定の研修を修了した介護職の者である。
- 日常生活を送るうえで必要な行為である。
- 医師、看護職員などの医療関係者との連携を確保したうえで、医師の指示のもと行う。
- 一定の研修を受けた場合でも口腔内・鼻腔内吸引では咽頭の手前までの挿入が限度となる。気管カニューレ内吸引では吸引できる吸引カテーテルの挿入の長さはカニューレ内までとなっている。

必要物品

吸引器、吸引カテーテル、ディスポーザブル手袋（気管カニューレ内の際は滅菌手袋）、水道水・精製水・滅菌蒸留水（気管カニューレ内吸引用）、パルスオキシメーター、アルコール綿、ティッシュペーパー、速乾式擦式手消毒剤。

喀痰吸引の注意点

- ほかの部位の粘膜を傷つけないために、口腔内にカテーテルを挿入するときは折り曲げて挿入する。
- 吸引時には、粘膜損傷を防ぐために、カテーテルを回転させて引き抜きながら行う。
- 低酸素血症や肺胞虚脱のリスクを避けるため、1回の吸引時間は10〜15秒以内とする。

観察項目

- 吸引圧、吸引時間。
- 要介護者の顔色や呼吸の状態、全身状態。
- 吸引した痰の量・性状（色・粘稠度）、血液混入の有無など。
- SpO_2（パルスオキシメーターの表示）。

口腔内吸引の範囲

よい例
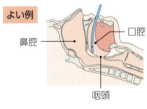
鼻腔／口腔／咽頭

悪い例
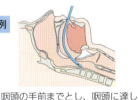
咽頭の手前までとし、咽頭に達してはならない

鼻腔内吸引の範囲

よい例
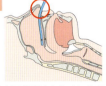
鼻腔の入り口は出血しやすいので十分に注意する

悪い例
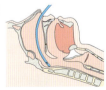
8〜10cm程度（咽頭の手前）を超えてはならない

経管栄養の基礎知識

- 経管栄養には、胃ろう、腸ろう、経鼻経管栄養法がある。
- 食事を経口摂取できなくなった場合の栄養補給方法のひとつ。
- 胃や腸から直接栄養が補給されるため、消化管の機能が促進される。
- 腸管の免疫システム機能が正常に維持されるため、全身の免疫力が向上する。
- 栄養剤の種類には液体栄養剤と半固形栄養剤がある。

経管栄養の種類

胃ろう
- 腹部から胃にろう孔を作り、チューブを通して栄養剤を注入する。

腸ろう
- 腹部から空腸にろう孔を作り、チューブを通して栄養剤を注入する。胃ろうから長いチューブを入れて、空腸に挿入する方法もある。

経鼻経管栄養法
- 鼻腔（びくう）からチューブを挿入して、胃に直接栄養剤を注入する。

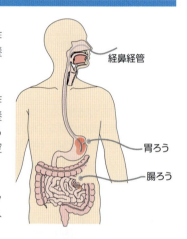

経鼻経管
胃ろう
腸ろう

経管栄養の条件と必要物品

- 一定の研修を修了した介護職の者である。
- 日常生活を送るうえで必要な行為である。
- 医師、看護職員などの医療関係者との連携を確保したうえで、医師の指示のもと行う。
- 必要物品の準備、体位の保持の介助。
- 注入中に嘔気、嘔吐がないかの観察。
- 栄養剤の注入が終了後、ぬるま湯を注入しチューブ内に残っている栄養剤を流し込む。
- 食後30分〜1時間程度、状態を観察。

一定の研修を受けた場合でも行えない行為
- 胃ろう、腸ろうの状態の確認
- 栄養チューブが胃の中に正確に入っているかの確認
- 栄養チューブの接続と栄養剤、薬剤の注入。

必要物品
液体栄養剤、点滴架台、イルリガートル（注入用バッグ）、注入チューブ、接続用チューブ、注射器、計量カップ、ぬるま湯、手袋、聴診器、はさみ、タオルなど。

経管栄養の注意点

- 口腔ケアをしっかり行う。
- 胃食道逆流による誤嚥・嘔気・嘔吐の予防のため、注入後は30分～1時間ベッドを挙上したままにする。
- 嘔吐や下痢がある場合は、何らかの疾患が原因かどうかをチェックする。
- 食べ物を口から食べられない要介護者のストレスに配慮する。
- 入浴・シャワーが可能であれば、ろう孔周囲の汚れを洗った後に、水気をしっかり拭き取って乾燥させる。

観察項目
- 顔色や体温、血圧などの全身状態。
- 息切れなどの呼吸状態。
- 腹部の張り、嘔気、嘔吐、腹痛、便秘、下痢、排便量などの消化器症状。
- 栄養剤の温度。
- 栄養剤の漏れ、滴下の速度。
- 胃ろう周囲の皮膚状態（赤み、腫れ、潰瘍など）。

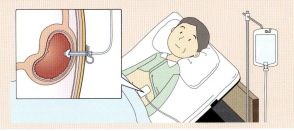

介護職が行えない医療行為

気管切開

呼吸の確保や痰の吸引のため、気管軟骨を切開してカニューレという太い管を挿入することです。発声が困難になることもあります。

気管切開の目的
- 気道の狭窄や閉塞を予防する。
- 気道の狭窄や閉塞時に上気道を確保する。
- 意識障害発生時に気管の中に食べ物などが貯留することがあるが、それを吸引して取り除く。
- 呼吸不全の場合に、呼吸を確保する。

気管切開の適応
- 外傷、炎症、熱傷、腫瘍、頸部がん、意識障害、感染症、アナフィラキシーなどによる気管の狭窄や閉塞。
- 慢性閉塞性肺疾患などによる人工呼吸器装着時。
- 術後や意識レベル低下時に痰の吸引を行う場合。

気管切開と気管挿管の違い

気管切開
- 長期的な気道の確保が必要な場合や、気管挿管ができない場合に行われる。
- 皮膚と軟骨を切開するため侵襲性が高く、患者の負担が大きい。
- 口腔内にチューブが留置されていないため、口から食べ物が摂取できる。

気管挿管
- 短期的な気道の確保が必要な場合に行われる。
- 口や鼻からから細い管（チューブ）を入れて、気道を確保したり誤嚥を防止したりする。
- 侵襲性が低い。

気管切開の方法

- 第2〜第3気管軟骨を切開して、気管カニューレを挿入する。
- カフつきの場合は、カフを膨らませ気管内に固定する。なお、カニューレは人工呼吸器との接続が可能である。

身体状況のチェック

- 脈拍や血圧を測定する。
- 顔色や呼吸を確認する。
- 気管カニューレのひもによる皮膚の異常がないか調べる。

気管切開のケアのポイント

- 発熱や痰の性状、皮膚の異常など、感染症の徴候に注意する。
- 特定の条件下であれば、介護職も口腔内やカフ上部、カニューレ内の貯留物や痰を吸引できる。
- 経口摂取時の誤嚥に注意する。
- 十分な栄養が摂取できるようにする。
- 入浴時には気管切開部分から水が入らないように気を付ける。
- 体位変換時などに体を動かす場合、気管カニューレがずれないようにする。
- 声を出せない場合は、筆談、文字盤、パソコンなどを使用してコミュニケーションを図る。
- 外出時はスカーフを巻くなど、頸部を露出しない工夫をする。

気管カニューレと装着時の状態

- 気管切開時には気管カニューレを装着する。
- 気管カニューレはカフの有無などでいくつかの種類に分かれる。
- 介護職はカニューレ内の吸引までは可能。

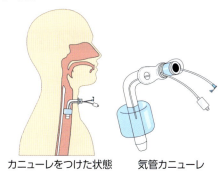

カニューレをつけた状態　　気管カニューレ

介護職が行えない医療行為

心臓ペースメーカー
しんぞう

人工的な電気刺激を心筋に与えることにより、心臓の正常な活動を促す機械です。基本的に徐脈の治療を目的とするもので、「心臓の調律師」とも呼ばれています。

心臓ペースメーカーの目的

- 心拍数が遅くなる徐脈や速くなる頻脈の治療に使われる。
- 心拍数低下時に心臓に電気的な刺激を与えることで、必要な心拍数が得られるようになる。

心臓ペースメーカーの適応

- 洞不全症候群、房室ブロック、徐脈性不整脈、頻脈性不整脈、心室性不整脈などの疾患。
- 心拍や心臓の機能の異常。
- 合併症による心機能低下の予防。

心臓ペースメーカーの種類

- 恒久的な使用を念頭において、体内に入れる植え込み型（体内式）ペースメーカー
- 体外に装着する一時（体外式）ペースメーカー

心臓ペースメーカーの装着方法と注意

植え込み型

- 鎖骨下を切開し、局部麻酔下で胸部に本体のためのポケットを作って植え込む。リードを近くにある鎖骨下静脈に通して、適切な位置に留置する。
- 故障や電池切れになる場合もあるので、定期的にチェックを行う。電池の寿命は5～10年。
- 全身麻酔下で開胸して腹部に植え込む場合もある。

体外式
- 一時的、または植え込み型装着の準備段階として短期間使用する場合に使われる。
- 本体を外に出してリードだけ体内に留置する。
- 感染のリスクが高くなるので注意する。

身体状況のチェック
- 毎日、朝と夕方の安静時に脈拍測定を行う。
- 胸痛、動悸などの自覚症状を確認する。
- 発熱や発赤、痛みなどがある場合は、植え込んだ部分に感染の可能性があるため注意する。
- 作動不良など緊急時に対処するため、ペースメーカー手帳を外出時に携帯する。
- ペースメーカーをチェックするために、定期検診を受ける。

心臓ペースメーカーケアのポイント

- 要介護者に低周波・高周波治療器や体脂肪計、筋力トレーニング機器(EMS)を使用しない。
- IH調理器、電磁調理器、携帯電話などにはあまり近づかせない。
- 電気風呂は影響を受ける可能性がある。
- 空港保安検査でペースメーカーが反応する場合があるので、ペースメーカー手帳を提示する。
- 磁石を使用したものがペースメーカーの上に当たらないようにする。
- 激しい運動や、腕を高く上げる運動は避ける。

植え込み型心臓ペースメーカー

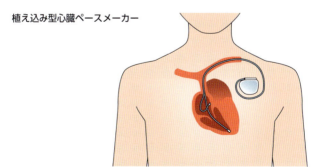

介護職が行えない医療行為

膀胱留置カテーテル

疾患などによって自力で排尿できない場合や、尿を強制的に排出させたい場合に、膀胱内にカテーテルを留置して尿を出す方法です。

膀胱留置カテーテルの目的
- 長期間自分で尿が出せない場合に、体外に尿を排出させる。
- 安全かつ持続的に排尿できる経路を確保する。

膀胱留置カテーテルの適応
- 前立腺肥大、膀胱機能の低下、尿路閉塞、脳障害・脊椎損傷など膀胱に関与する神経系の疾患、高齢者の泌尿器系の異常などにより、尿閉や排尿困難がある場合。
- 意識障害がある場合。
- 下腹部や陰部などの手術創の汚染を予防したい場合。
- 頻尿などで排尿動作が負担となり、全身の安静や手術創の安静が必要な場合。
- 一定時間の尿量を正確に把握するなど、体液のバランスの厳密な管理が必要な場合。
- 骨折などにより、長期間体を動かせない場合。
- 在宅介護において、さまざまな理由で自己導尿や介護者による導尿ができない場合。

膀胱留置カテーテルの方法
- 通常は経尿道的膀胱留置カテーテルが行われる。
- 長期間留置する場合は膀胱ろうを造設することがある。
- カテーテルを通った尿は蓄尿袋に溜まる。蓄尿袋には、ベッドなどに設置される閉鎖式バルーンバッグと、活動時に動きやすいレッグバッグがある。

身体状況のチェック

- 色、量、浮遊物の有無、匂いなどの尿の状態、漏れの有無。
- 発熱、寒気、倦怠感(けんたいかん)などの全身状態。
- 陰部や固定部の皮膚トラブルの有無。
- カテーテルや接続チューブの抜け、詰まり、折れ、破損の有無。
- 蓄尿バッグの位置。

膀胱留置カテーテルのケアのポイント

- 尿の逆流による尿路感染症を防ぐため、蓄尿袋を膀胱(ぼうこう)より常に低い位置に置く。袋の底が床につかないようにする。
- 尿道口、カテーテルと蓄尿袋の接続部、蓄尿袋の排液口は感染しやすいので注意する。
- カテーテルが尿道を擦ることにより粘膜のびらんや痛みを生じることが多いため、カテーテルを適切に固定する。固定する位置は少しずつずらす。
- 陰部洗浄は毎日実施するのが望ましいが、医師や看護師に実施方法を確認してから行う。
- カテーテルを留置したままの入浴は可能だが、取り扱いについては看護師に確認する。
- 水分を多めに摂るように勧める。

膀胱留置カテーテルの構造

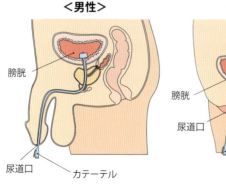
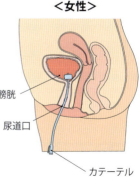

介護職が行えない医療行為

中心静脈栄養法(在宅)

経口摂取が長期間できない場合に、中心静脈(上・下大静脈)にカテーテルを挿入・留置して、高カロリー輸液を投与する方法です。TPNとも呼ばれます。

中心静脈栄養法の目的
- 消化管の切除や閉塞によって、食事の経口摂取や経腸栄養ができない場合に栄養を補給する。
- 経管栄養法と違い、嘔吐・誤嚥などのリスクがない。
- 血管を通して行う処置のため感染症のリスクがある。

中心静脈栄養法の適応
- 消化管の疾患(クローン病や潰瘍性大腸炎など)、炎症による閉塞。
- 消化管の切除手術後。
- 重度の下痢、嘔吐。

中心静脈栄養法の種類

体外式カテーテル法
- 入院中や手術時に挿入されることが多い。
- 高カロリー輸液投与のほか、薬剤長期投与、採血や輸血も可能。
- 緊急時に、素早く必要な栄養や薬剤を確実に投与できる。
- 行動が制限され、抜去や感染症を起こすリスクが高い。

皮下埋め込み式カテーテル(ポート)法
- 注入時以外は閉鎖することができ、外見上目立たない。
- カテーテル挿入部の感染リスクが低い。

中心静脈栄養法の方法
- 通常は鎖骨下静脈や内頸静脈からカテーテルを挿入する。
- 穿刺後は胸部X線などで状態を確認する。
- 輸液製剤などの準備は看護師が行う。

身体状況のチェック

- 発赤、痛み、液体の漏れ、熱、腫れの有無などカテーテル挿入部の皮膚を観察して、異常がないかを確認する。
- 発熱、悪寒、だるさ、呼吸、嘔気などの症状の有無。

中心静脈栄養法のケアのポイント

- 移動時や入浴時などのケアの際に、カテーテルが踏まれて曲がったり、抜けたりしないように注意する。
- 睡眠時に寝返りなどでカテーテルがずれないようにする。
- 入浴の際はカテーテル挿入部分を防水ドレッシング材などで保護する。入浴後は剥がした皮膚に異常がないか確認する。
- 清潔な皮膚を維持する。
- 中心静脈栄養法のみでは、栄養不足や偏りがあることを理解し、それに付随する症状を知っておく。
- 移動時は、点滴バッグをカテーテル挿入部よりも高くする。
- カテーテルの閉塞や抜去、輸液のスピードやルートに異常がないか確認し、発見した場合はすぐに医療機関に連絡する。
- 高熱が続く場合や、カテーテル挿入部の皮膚が赤くなっているなどの異常がある場合は、カテーテル感染が疑われるため医療機関に報告する。

中心静脈栄養法

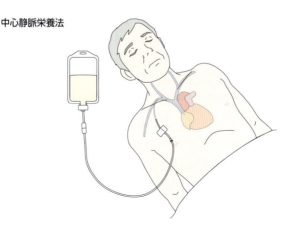

介護職が行えない医療行為

酸素療法

患者の鼻や口から人工的に酸素を送り込むことで、慢性閉塞性肺疾患（COPD）や低酸素血症などによる血液中の酸素不足を改善して、身体への負担を軽減する療法です。

酸素療法の目的

- 血液中の酸素不足を予防・改善する。
- 生存期間を延長する。
- 在宅で行う場合、長期間の入院を回避でき、QOL（生活の質）の向上を図れる。
- 合併症の進行を抑制する。

酸素療法の適応

- 慢性閉塞性肺疾患（COPD）、肺炎、肺水腫などの疾患による低酸素血症。
- 心筋梗塞や心不全、ショック状態などの全身の循環不全。
- 発熱、重度の熱傷、重度の外傷発生時や手術後など、酸素の消費量が増大した場合。
- 昏睡状態、意識レベル低下など、脳の酸素不足。
- 重度の貧血や大量出血、一酸化炭素中毒など、血液中の酸素運搬能力が低下した場合。

在宅酸素療法の種類

- 酸素配給方式には、中央配管式と酸素ボンベがある。在宅で使う酸素ボンベには、液体酸素を使うものと、酸素を濃縮するものがある。
- 酸素吸入器具には、鼻腔カニューレ、酸素マスク、ベンチュリーマスク、リザーバーバッグ付き酸素マスクなどがあり、それぞれ流量や濃度が異なる。

酸素療法の方法

● 酸素ボンベなどから酸素吸入器具を使い酸素を吸引する。

身体状況のチェック

酸素療法には以下のような副作用があるので、普段と様子が違う場合は医療機関に連絡する。
● 二酸化炭素が体内に溜まることで起きる CO_2 ナルコーシスでは、頭痛、発汗、震え、呼吸困難、頻脈などがみられる。
● 過剰な酸素により酸素中毒が起きた場合は、手足のしびれ、胸の痛み、呼吸困難、吐き気などの症状がある。
● 気管支が塞がれ肺呼吸ができなくなる無気肺では、呼吸困難、頻脈などを伴う。

酸素療法のケアのポイント

● 適切な酸素流量かどうかを確認する。
● 酸素マスクや鼻腔カニューレが外れていないかを確認する。
● 酸素チューブの接続部分が外れていないか、閉塞していないかを確認する。
● 酸素には可燃性があるため、火気のあるところでは行わない。
● 業者に液体酸素や酸素濃縮器の定期点検を依頼する。
● 何か異常が起こったら、すぐにバルブを閉める。
● 予備の酸素ボンベを用意する。
● 室内の換気をする。
● 室内を移動しやすい環境にする。
● 酸素ボンベは直射日光の当たらない場所に保管する。

酸素濃縮器の例

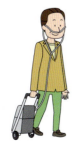
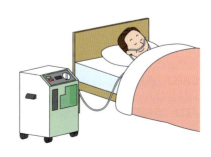

介護職が行えない医療行為

血液透析・腹膜透析

腎機能が低下すると体内に毒素が溜まり、死に至る危険性があります。透析はその腎機能を補うために行われる処置で、血液透析と腹膜透析があります。

血液透析・腹膜透析の目的
- 腎不全など体内にたまった毒素を体外に排出して、身体の状態を安定させる。

血液透析・腹膜透析の適応
- 急性腎不全、慢性腎不全。
- 薬物中毒。

血液透析・腹膜透析の種類

血液透析（HD：hemodialysis）
- 主に医療機関で行われる。チューブで血液を体外に出して、蓄積された余分な老廃物や水分を透析器で除去し、電解質のバランスを整えて浄化された血液を戻す。
- 腹膜透析よりも短時間で確実に不要なものを排出するが、医療機関で週2、3回、4～5時間の血液透析が必要になり、社会生活に大きな影響を及ぼす。

腹膜透析（PD：peritoneal dialysis）
- 主に自宅や職場で行われる。自分の腹膜を使って、排泄できずに体内に蓄積された物質を除去する。自己管理が必要になる。
- 腹膜透析には、以下の2つの方法がある。
  CAPD（連続携行式腹膜透析）：1日に3～5回、本人や家族・介護者が透析液の交換を行う。
  APD（自動腹膜透析）：睡眠中に専用の機械を使用して、透析液の交換を行う。

血液透析・腹膜透析のケアのポイント

血液透析
- 担当医の指示通りに食事制限、水分制限を行う。
- 感染を防ぐためシャントのある腕を清潔に保つ。
- シャントの振動音が正常かどうかを定期的にチェックする。
- 透析後は入浴しない。
- ボールを握ったり離したりするなどシャント側の腕の運動を行い、血管を発達させる。

血液透析のメカニズム

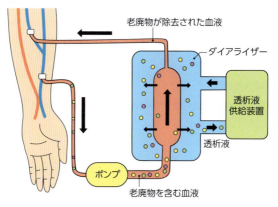

腹膜透析
- 感染を防ぐため、カテーテル挿入部を清潔に保つ。
- 血液透析よりも食事制限は緩やかになる。
- 入浴時はカテーテル挿入部分をカバーする。

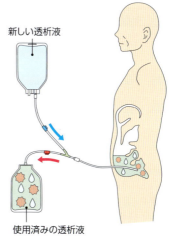

介護職が行えない医療行為

摘便(てきべん)

自力で便を排泄できないときに、直腸内に手や指を入れて、腸内にたまっている便を摘出する手段です。患者に心身の苦痛を与えるため、最終手段として行います。

摘便の目的

- 食事療法・運動療法・下剤などによっても自力排便できない場合に、手指を用いて直腸内の硬い便を除去し、排泄を促進する。

摘便の適応
- 下剤を服用、浣腸などでも排便できない場合。
- 高齢や衰弱、術後など腹部の創傷で腹圧がかけられない場合。
- 精神疾患や認知症により自力で排便できない場合。
- 二分脊椎(せきつい)などの疾患、脊椎損傷により直腸機能障害がある場合。

摘便の方法

摘便は看護師が行う。
1. 患者に説明し同意を得る。
2. 排尿をすませてもらう。
3. スクリーンやカーテンなどでプライバシーを保護する。
4. 患者に左側臥位(そくがい)をとってもらう。
5. 患者の下着を脱がせて体位を整える。
6. 臀部(でんぶ)の下に、処置用シーツ、その上におむつまたは便器を置く。
7. ゴム手袋をはめて、潤滑剤を人さし指か中指に十分つ

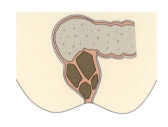

ける。
❽ 患者の吐く息に合わせてゆっくりと指を肛門に入れる。
❾ 便の塊をほぐすように、指を巡らせ直腸壁全体から便をはがすようにする。
❿ 少量の便を指の腹側にのせ、指を抜きながら便を体外にかき出す。
⓫ 指の周辺に便がなくなったら便器またはおむつをあて、自然排便してもらう。
⓬ 終了後、陰部や肛門周辺を清拭し、衣服を整える。

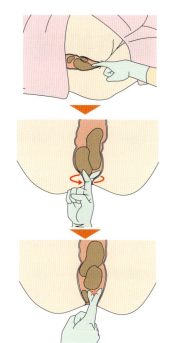

身体状況のチェック

以下の場合は禁忌となる。
● 出血傾向がある。
● 痔疾患がある。
● 肛門、直腸、生殖器などに病変がある。
● 妊娠。
● 高血圧、心疾患、肺塞栓、脳圧亢進症など。

摘便のケアのポイント

● 摘便を受けなくてもいいように便秘を予防する。自然な排便を促すケアを行う。
● 便秘予防としては、多めの水分や食物繊維を摂る、朝食をしっかり摂る、軽い運動や腹部のマッサージを行う、便意を我慢しない、ストレスを緩和するなどがある。
● 要介護者の尊厳とプライバシーを守る。

介護職が行えない医療行為

褥瘡処置

褥瘡（床ずれ）ができたときに行う処置です。褥瘡のリスク評価を行い、原因究明と予防に努めることが大切です。介護職が行えるのは、褥瘡予防と皮膚トラブルの発見です。

褥瘡ケア・処置の目的
- 褥瘡のリスク評価を行うことで、褥瘡の発生要因や治癒を妨げる要因を取り除き、治癒環境を整える。
- 感染していない場合は、傷口からの感染のリスクを抑える。

褥瘡処置の適応
- 意識障害、半身不随、筋萎縮性側索硬化症などによる寝たきりの場合。
- 脱水、栄養不良、貧血、浮腫などにより全身状態が悪化している場合。
- 皮膚に湿潤がある、または皮膚を不潔にしている場合。

褥瘡処置の方法
- 日本褥瘡学会「褥瘡予防・管理ガイドライン」を基本にする。
- 深い褥瘡では、生理食塩水や水道水で洗浄後、壊死組織を切除する（デブリードマン）。
- 外用薬やドレッシング材を貼付して湿潤状態を管理する。

身体状況のチェック
- 痛みとかゆみを伴う発赤。体位変換30分後にまだ発赤が残っていれば、一過性のものではなく褥瘡だと考えられる。
- 好発部位に水疱、紫斑、ただれ、潰瘍、壊死、創傷によるポケット形成がないかの確認。
- 感染すると悪臭を伴う。

介護職ができる褥瘡予防

- 褥瘡の処置は医療行為のため介護職は行うことができないが、体位変換（体圧分散）、皮膚の湿潤、汚染の予防、栄養状態の改善による褥瘡の予防は可能である。

褥瘡予防ケアのポイント

体位変換（体圧分散）
- 寝返りが打てない場合は、体位変換を2時間に1回行う。シーツのしわは褥瘡の原因となるため、体位変換後はシーツをしっかり伸ばしておく。
- エアマットなどの体位分散寝具や、体位変換器などの福祉用具を利用する。
- 仰臥位の場合、好発部位である仙骨部や、かかとがつかないようにクッションなどを挟む。
- 座位（車椅子など）の場合は、クッションなどを使って、股関節と膝関節、足関節がすべて90度になるようにする。およそ15分ごとに臀部を浮かせるプッシュアップを行う。

失禁や汗による皮膚の湿潤を避ける
- 寝間着、寝具、おむつ交換をこまめに行う。
- 排泄を介助し、皮膚を清潔にする。
- 皮膚乾燥時は保湿クリーム、湿潤時は撥水性クリーム、摩擦が生じる部分にはドレッシング材を使用する。

栄養状態を改善する
- 栄養状態を改善し、身体内部から褥瘡になりにくい体にする。

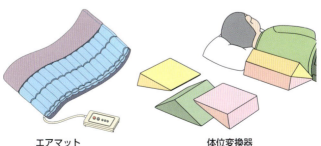

エアマット　　　　　　　体位変換器

介護職が行えない医療行為

インスリン注射

糖尿病患者の血糖値を安定させるために、インスリンを定期的に体内に注射する治療法です。本人、家族、医師、看護師が行うことができます。

インスリン注射の目的

インスリンの分泌能力が低下した場合に、不足したインスリンを補充することによって、血糖値をコントロールする。

インスリン注射の適応
- １型糖尿病：定期的なインスリン注射が必須。
- ２型糖尿病：１型が疑われる場合、薬・運動・食事療法だけでは血糖コントロールがうまくいかない場合、著しい高血糖（空腹時血糖値250mg/dL以上、随時血糖値350mg/dL）がみられる場合。
- 糖尿病合併妊婦。
- 重度の感染症。
- 重度の肝機能障害、腎機能障害を合併している場合。

インスリン注射の種類

- 注射器にはペン型とシリンジ型の２種類がある。持ち運びやすく痛みも少ないペン型がよく使われる。
- ペン型にはカートリッジタイプと使い捨てタイプがある。カートリッジタイプはインスリン製剤が入ったカートリッジと使い捨ての注射針を装着するもので、インスリンがなくなったら交換する。使い捨てタイプは最初からインスリンが注射器に入っているもので、１回使ったら捨てる。
- インスリン製剤には、超速効型、速効型、中間型、混合型、持効型があり、患者の病状や生活様式によって選択される。

インスリンの種類

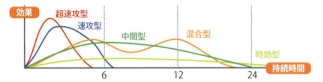

インスリン注射の方法

要介護者本人、家族、または医療関係者が行う。
1. インスリン製剤を上下に振ったり回したりして均一に混ぜてから使用する。
2. 針をアルコール綿で消毒する。
3. 針刺入部位は毎回数cmずつずらして注射する。
4. 抜針後の消毒では押さえるだけでもよい。

注意
- 注射の前に空打ちして空気を抜く。
- 使用後の注射針は専用の容器に入れて、特定の場所に廃棄する。

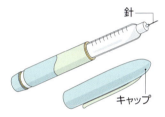

低血糖の症状と対応方法

- インスリン投与を受けている糖尿病患者は、食事量・運動・ストレスのほか、インスリンの過剰投与や投与のタイミングのずれなどでも低血糖になるため、規則正しい生活を送り、インスリン注射を正しい量とタイミングで行うことが求められる。

＜症状＞
- 血糖値が70mg/dL以下になると、動悸、強い空腹感、手足の震え、冷や汗、あくび、吐き気などが起こる。
- 50mg/dL以下では、脳などの中枢神経がエネルギー（糖）不足の状態になり、重篤になると意識障害やけいれんを起こす。

＜対応＞
- ブドウ糖を摂取する。ブドウ糖がない場合はジュースや飴などで代用する。
- 意識障害発生時にはブドウ糖を摂取できないこともあるが、その場合はブドウ糖や砂糖を水で溶かして、口腔内に入れたり、歯に塗ったりしておく。その後すぐに救急車を呼ぶ。

介護職が行えない医療行為

血糖自己測定

簡易的な血糖測定器により、自分で自分の血糖値を測定することです。糖尿病や妊娠中の人に推奨されます。SMBGとも呼ばれています。

血糖自己測定の目的

自分の血糖値を測定することで、食事、飲酒、喫煙、運動、ストレス、薬などの因子が血糖値にどのような影響を与えるのかを知ることができるため、血糖コントロールが可能になる。

血糖自己測定の手順

- 手を洗う。
- 穿刺部位（多くの場合指先）を消毒して、穿刺具で刺す。
- 穿刺後、測定用センサーの先端を血液に押しあてる。

採血をする
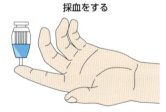

センサーに血液をつける
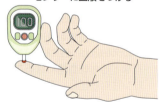

血糖自己測定のケアのポイント

- 介護職は補助や確認のみ行うことができる（穿刺はできない）。

第5章 検査方法と検査値

本章では、検査方法と検査値について解説しています。検査値を把握することで日頃の介護にも役立ちます。

1	臨床検査	300
2	血液検査	302
3	尿・便検査	306
4	画像検査	310
5	心電図検査	312
6	その他の検査	314

検査方法と検査値

臨床検査
りんしょうけんさ

臨床検査は、診療を目的に健康状態や疾病の状態などを評価するために行われる検査です。検体検査と生体検査に大別され、データは医療や介護の現場で役立てられます。

検査の目的と注意点

- 健康状態や疾病などの原因を調べることのほか、治療方針の選択や治癒状態の確認などを目的に行われる。
- 疾患などの結論は、臨床検査の結果だけで出すわけではなく、その他の情報と組み合わせて判断される。

検体検査と生体検査

検体検査とは
- 尿・便・血液や骨髄、組織など、受診者や患者から採取した検体を検査対象として分析する検査。

生体検査とは
- 造影検査や超音波検査、MRI 検査など、機械などを使って患者の体そのものを直接的に調べる検査。生理機能検査（生理検査）ともいう。

検体検査	血液学的検査、尿検査、便検査、免疫学的検査、組織学的検査、細菌学的検査、遺伝子検査、染色体検査など。
生体検査	X線学的検査、超音波検査、MRI 検査、核医学検査、内視鏡的検査、電気生理学的検査、眼科的検査、耳鼻科的検査、脳波検査、神経・筋検査など。

検査の流れ

- 臨床検査は、病院や診療所で受け付けをしてからすぐに行われるわけではない。
- 患者が病院や診療所を訪れ、受付をすませたのちに病歴を調べ、診察を行い、検査計画を立ててから検査を行う。
- 最初の検査では多くの場合、血液・尿検査やX線検査など比較的簡単に行えて状態を確認できる検査が実施される。
- 検体検査は、病院や診療所で検体を採取したのち、外部の検査機関に依頼されることがある。

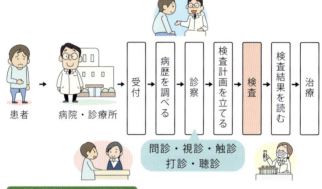

患者 → 病院・診療所 → 受付 → 病歴を調べる → 診察 → 検査計画を立てる → 検査 → 検査結果を読む → 治療

問診・視診・触診 打診・聴診

基準値と異常値

- 検査にはそれぞれ測定値の平均値を基準値としている。
- 基準値は医療機関で異なっており、どれを基準値にするかは医師、または所属の医療機関に従う。
- 設定されている基準値から高値、または低値の測定値になった場合、異常値と呼ばれる。
- 測定値には個人差もあるため、異常値が出た場合でも必ずしも体に異変があるわけではない。

身体計測

- 身体計測では、身長、体重、腹囲、立った姿勢、歩行の様子などをチェックする。
- 身長や体重の増減も、体の異常を探る手がかりになる。背が縮んだり背中が丸くなったりといった状態は、骨粗鬆症や膝の異常などを見つける手がかりになる。

検査方法と検査値

血液検査

血液検査は血液を採取して分析する検査です。「γ-GTP」や「白血球数」など多くの項目があり、全身状態の把握や、疾患の経過観察などのために行われます。

血液の基礎知識

- 人間の血液量は体重の約8％を占める。そのうちの約55％が血漿成分、約44％が血球（細胞）成分に分類される。
- 血漿成分は水、無機塩類、有機物からなり、血球成分は白血球、赤血球、血小板からなる。
- 白血球には免疫機能があり、体内に入った細菌やウイルスと闘い、体を疾病などから守る働きをする。
- 赤血球の中のヘモグロビンは酸素と結合し、全身に酸素を運ぶ役割を果たしている。
- 血小板は、出血した際に凝固して出血を止め、血管を修復する。

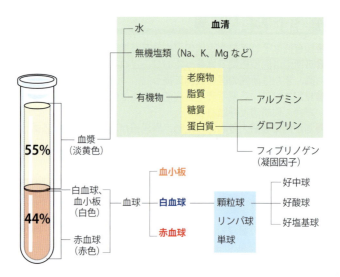

血液検査の概要

- 血液検査には、血球成分に含まれる物質の数や状態などを調べる「血液一般検査」、血清に含まれる物質を調べる「血液生化学検査」などがある。
- 血液生化学検査では、主に肝機能、腎機能、糖尿病、脂質の異常などの有無を調べる。

血液検査の方法

- 肘の内側や手の甲にある「皮静脈」、耳たぶや指先などにある「毛細血管」、肘・手首・太ももなどにある「動脈」のいずれかで、血液検査の採血を行う。
- 皮静脈：肘の内側などの皮静脈から採血することが多い。採血しやすいのが特徴。
- 毛細血管：耳たぶや指先などを針のようなもので傷つけ、にじみ出た血液を採取。血糖値の自己測定や血液型の判定、出血時間の検査などに用いられる。
- 動脈：動脈血ガス分析など特別な場合にのみ行われる医療行為であるため、医師によって採血される。入院が必要になる。

● 血液一般検査

項目名（単位）	基準値	異常値で疑われる状態
ヘモグロビン量 (g/dL)	男性：13.6 ～ 18.3 女性：11.2 ～ 15.2	低値：再生不良性貧血、鉄欠乏性貧血、溶血性貧血など 高値：多血症など
赤血球数 (個/mm^3<$\mu\ell$>)	男性：438万 ～ 577万 女性：376万 ～ 516万	
ヘマトクリット値 (%)	男性：40.4 ～ 51.9 女性：34.3 ～ 45.2	
網赤血球数 (%)	0.1 ～ 2.6	低値：鉄欠乏性貧血、白血病など 高値：溶血性貧血など
白血球数 (個/mm^3<$\mu\ell$>)	3500 ～ 9700	低値：ウイルス感染症、急性白血病など 高値：感染症、白血病など
血小板数 (個/mm^3<$\mu\ell$>)	14万 ～ 37.9万	低値：敗血症、再生不良性貧血など 高値：本態性血小板血症など
赤血球沈降速度 (mm/h)	男性：2 ～ 10 女性：3 ～ 15	低値：播種性血管内凝固症候群、多血症など 高値：肝硬変、白血病など

●血液生化学検査

項目名（単位）	基準値	物質の特徴／異常値で疑われる状態
総たんぱく (g/dL)	6.5〜8.2	血清中のたんぱく質の総量 低値：栄養不良、肝硬変、ネフローゼ症候群など 高値：感染症、膠原病、多発性骨髄腫など
AST\<GOT> ALT\<GPT> (U/L(37℃))	10〜40 5〜45	ASTは腎臓や心臓の状態も反映 高値：細胞が壊れていることを示す。肝炎、肝硬変など
γ-GTP (U/L(37℃))	男性：79以下 女性：48以下	肝機能検査 高値：アルコール性肝障害、肝炎など
総ビリルビン (mg/dL)	0.3〜1.2	肝臓、胆のう、胆管の検査。溶血も関係する 高値：肺梗塞、肝炎、胆道閉鎖など
アルブミン・グロブリン比	1.3〜2.0	肝機能障害の有無とその進行を反映 低値：肝炎、肝がん、糖尿病など 高値：後天性免疫不全症候群など
アルカリフォスファターゼ〈ALP〉 (U/L(37℃))	104〜338	肝臓と骨の異常を反映 低値：甲状腺機能低下症など 高値：肝炎、骨肉腫、閉塞性黄疸など
LDH (U/L(37℃))	120〜245	臓器や組織の損傷により増加 高値：心筋梗塞、肺梗塞、肝がんなど
アミラーゼ (U/L(37℃))	39〜134	通常、血清と尿の両方を検査する 低値：膵臓がんの末期、シェーグレン症候群など 高値：肝炎、膵がんなど
クレアチニン (mg/dL)	男性： 0.65〜1.09 女性： 0.46〜0.82	筋肉中のクレアチニンの代謝産物で、腎臓での排泄状況を反映 低値：筋ジストロフィー、多発性筋炎、尿崩症など 高値：腎不全、腎炎、心不全、尿管結石など
尿素窒素 (mg/dL)	8〜20	たんぱく質の代謝産物で、腎臓での排泄状況を反映 低値：急性肝不全、末端肥大症など 高値：腎不全、心不全、甲状腺機能亢進症など
尿酸 (mg/dL)	男性： 3.6〜7.0 女性： 2.7〜7.0	細胞核の成分、プリン体の代謝産物で、排泄の異常を反映 低値：ウィルソン病、キサンチン尿症など 高値：糖尿病、痛風、白血病など
HDL コレステロール (mg/dL)	男性：40 〜80以上 女性：40 〜90以上	高比重リポたんぱく。善玉コレステロールともいう 低値：糖尿病、脂質異常症、肝硬変など

項目名(単位)	基準値	物質の特徴／異常値で疑われる状態
LDL コレステロール (mg/dL)	70〜139	低比重リポたんぱく。悪玉コレステロールともいう 高値：糖尿病、甲状腺機能低下症など
総コレステロール (mg/dL)	150〜219	コレステロールは細胞膜やホルモンの材料になる 低値：甲状腺機能亢進症など 高値：家族性コレステロール血症、糖尿病、甲状腺機能低下症など
中性脂肪 (mg/dL)	50〜149	摂りすぎて余ったエネルギーが中性脂肪になる 高値：急性膵炎、アルコール多飲など
空腹時血糖 (mg/dL)	70〜109	前夜9時以降禁食で翌朝測定 低値：肝硬変、肝がんなど 高値：糖尿病、膵炎、クッシング症候群など
HbA1c (％)	4.6〜6.2	最近1〜2カ月の血糖値を反映 低値：肝硬変、異常ヘモグロビン血症など 高値：糖尿病、腎不全、高ビリルビン血症など
CRP (mg/dL)	0.3以下	体内の炎症、組織障害の度合いを反映 高値：関節リウマチ、虚血性心疾患、肝硬変など
カリウム (mEq/L)	3.5〜5.0	神経や心筋の働きを調整する電解質 低値：アルドステロン症、ネフローゼ症候群など 高値：代謝性アシドーシス、低アルドステロン、アジソン病など
ナトリウム (mEq/L)	135〜145	体内の水分量を反映 低値：腎不全、心不全、肝硬変など 高値：尿崩症、糖尿病など
クロール (mEq/L)	98〜108	血液の浸透圧や動脈圧を調整する電解質 低値：肺気腫、肺炎、尿崩症など 高値：腎不全など
カルシウム (mg/dL)	8.6〜10.2	体内に最も多く存在する無機物 低値：慢性腎不全、急性膵炎など 高値：悪性リンパ腫、白血病など
無機リン (mg/dL)	2.5〜4.5	腎障害や副甲状腺機能の指標となる電解質 低値：原発性副甲状腺機能亢進症、ビタミンD欠乏など 高値：慢性腎不全など
マグネシウム (mg/dL)	1.7〜2.6	腎臓や甲状腺の異常を反映 低値：呼吸不全症候群、アルコール性肝硬変など　高値：腎不全、白血病など

検査方法と検査値

尿・便検査

尿検査は主に腎臓や尿路に問題がないか調べるもので、検査目的により採取方法が異なります。便検査では、口から肛門までの出血、消化管の問題などを調べます。

尿の基礎知識

- 尿が作られるのは、体内でできた老廃物などを排泄し、血液や体液の成分を一定に保つため。血液によって腎臓に運ばれた不要物は、余分な水分と一緒に排出される。
- 尿は腎臓で作られ、腎盂、尿管を経由して、膀胱へと移動する。1日の尿量は1～1.5L。正常であれば無菌である。

尿検査の概要

- 尿検査は、尿たんぱく、尿潜血反応、尿糖、尿ウロビリノーゲンなど、尿に関するいくつかの項目を調べる。
- 腎臓をはじめとする体のどこかに異常があると、体から排除されてはいけないものが尿に混ざっている、逆に排除されるべきものが混ざっていないなど、尿の成分や性質などに影響し変化が起きる。

便の基礎知識

- 便は、飲食物の栄養分や水分が消化吸収された後の食物繊維などのカスのほか、消化管内の消化液や消化管から剥がれた細胞、腸内細菌などからできている。
- 標準的な排便は1日に1～2回、量は100～200g程度。

便検査の概要

- 便検査は、排出した便から、消化器官の出血や寄生虫の有無、感染症などについて調べるために行う。

尿の種類

- 採取方法は次の表の通り。

尿の種類	採尿方法や特徴
中間尿	基本的な尿の採取方法。尿の出始めを捨て、中間の尿を採取する方法（終わりのほうの尿は捨てる）。こうすることで尿道の常在菌や分泌物の混入を防ぐことができる。
分杯尿	出始めから終わりまでの尿をいくつかに分けて採る方法。尿路の異常箇所がどこなのかを調べる場合などに行う。
蓄尿	一定の時間または24時間に出た尿をためておき、1日の尿量やどんな物質がどのくらい排泄されているのかを調べる。
早朝尿	起きてすぐの尿を採るため、食事や運動による影響を受けずにすむ。
随時尿	任意のときに採取した尿。特に制限はない。

尿・便検査の方法

- 尿検査は、排尿カップに入った尿に試験紙を浸し、変化した試験紙の色から検査結果を出す。
- 便検査では専用の採便スティックを用いる。便器の底にトイレットペーパーを敷き、その上に排便し、大便の表面をスティックでまんべんなくこするか、先端部を5〜6回突き刺して採取する。

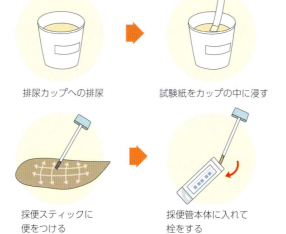

排尿カップへの排尿　　試験紙をカップの中に浸す

採便スティックに便をつける　　採便管本体に入れて栓をする

尿色と尿量

- 通常の尿は透明の淡い黄色。
- 1日の尿量が2500mlを超えた場合、糖尿病、腎性尿崩症、心因性多尿などが疑われる。1日の尿量が400ml以下に減少した場合は腎不全や肝機能障害などが疑われる。
- 高齢者の尿量は成人と比較して10〜15％減少する傾向がある。

●尿検査の項目と異常

項目	基準値	異常で疑われる状態
混濁の有無	淡い黄色（透明）	尿に混濁（濁り）がある場合は、細菌や白血球（膿）、脂肪などが混入している可能性が高い 尿路感染症、尿路結石など
たんぱく	陰性（−）〜擬陽性（±）	起立時や激しい運動のあと、食後などにたんぱく尿が出るのは「生理的たんぱく尿」のため問題なし 腎炎、ネフローゼ症候群、糖尿病性腎症、痛風腎、腎不全、尿路の異常など
糖	陰性（−）〜擬陽性（±）	血糖値が170〜180mg/dLを超えると陽性になる 糖尿病、ストレス、甲状腺機能亢進症など。直前に砂糖を摂りすぎても出る
ビリルビン	陰性（−）	ヘモグロビンの代謝産物で、胆汁に排泄されずに血中に増えると尿に出る 肝炎、胆道閉塞などによる黄疸
ウロビリノーゲン	擬陽性（±）〜弱陽性（+）	胆汁のビリルビンが腸で分解されウロビリノーゲンに変化、吸収されて尿に出る 陽性では肝炎や肝硬変、腸閉塞など 陰性では胆道閉塞、腸内細菌の減少、重症の下痢など
潜血	陰性（−）	血尿のことで、目で見てわかる「肉眼的血尿」と詳しく調べて判明する「顕微鏡的血尿」がある 腎炎、尿路結石、腎がん、膀胱がんなど。原因不明のことも
pH	4.8〜7.5	利尿剤投与や食後はアルカリ性に、激しい運動をしたときは酸性に傾くなど、変動の幅が大きい 高値はアルカリ尿。腎不全、腎盂腎炎、腎・尿路感染症、一部の結石症など 低値は酸性尿。糖尿病、痛風、肺気腫、気管支喘息、結石症、アルコール中毒など

項目	基準値	異常で疑われる状態
比重	1.008～1.034	**腎機能障害などを調べる。水分の摂取量や発汗量などでも変動する** 高値では脱水症、熱性疾患、糖尿病、ネフローゼ症候群、造影剤の影響など 低値では尿崩症、腎不全、慢性腎盂炎、利尿剤や輸液の影響など
沈渣	沈殿成分により異なる	**尿を遠心分離機にかけ、沈殿した赤血球、白血球、血漿、上皮細胞、円柱などの固形成分を顕微鏡で調べる** 尿潜血陽性時や感染症が疑われるときなどに検査する

便色と便量

- 標準的な便の色は黄褐色。黒色や赤色、白色などの場合は便に異常があるとみなす。
- 標準的な1日の便量はバナナ1～1.5本分で、100～200g程度。

●便検査の項目と異常

項目	異常で疑われる状態
形状	軟便、泥状便、水様便、兎糞状便、鉛筆用便、粘液便など
色	潜血便、タール便、黒色便（斑点状）、黄色便、緑色便、灰白色便など
混入物	血液、粘液、膿、脂肪、固形物など
病原性微生物、寄生虫検査	病原性大腸菌O-157、赤痢菌、赤痢アメーバ、ギョウ虫、回虫、条虫など 便に細菌、寄生虫、その卵がないかを調べる検査。ギョウ虫検査は、肛門部にテープを貼って虫の卵を採取する
便潜血検査 基準値：陰性（−）	陽性の場合は、痔、大腸ポリープ、大腸がん、腸重積症、胃がん、白血病などが疑われる。肉眼で見えなくても検査によって血液成分が発見されることもある

検査方法と検査値

画像検査
（がぞうけんさ）

画像検査とは、体の外からX線や超音波を当てることによって内部の状態を画像化することです。がんや炎症、出血、血管の疾患などの発見に主に使われます。

画像検査の種類

- 主な画像検査には、X線検査、超音波検査、MRI検査、内視鏡検査といった種類があり、それぞれいくつかの検査方法がある。

X線検査（レントゲン検査）

- 放射線の一種であるX線を体に照射し、透過したX線を写真フィルムなどで可視化する方法。X線の通りやすさの差が白黒の濃淡となって画像に現れる。
- 機械に入ったり前に立ったりして撮る「単純撮影」、バリウムなどの造影剤を飲んだり注射で注入したりして撮る「造影検査」、コンピュータで体の断層を撮る「CT検査」などがある。乳がん検診に用いられる「マンモグラフィー検査」は、単純撮影の一種。
- 造影剤にアレルギーの出る人もいる。
- 微量の放射線を被曝することになる。

マンモグラフィー（乳房単純X線撮影装置）

・乳腺内の腫瘤陰影（しゅりゅういんえい）や石灰化などをみることができるため、乳がんなどの診断に用いる。
・乳房をプレートで圧迫して挟み、平たくして内部構造を低電圧のX線を当てて撮影。水平および垂直の2方向の撮影を行う。圧迫するため痛みがある。

CT検査（コンピュータ断層撮影法）
・がんや脳出血、結石、嚢胞などの発見に使われる。
・ドーナツ状の機械の中で周囲からX線を照射し、通過したX線量の差をデータとして集め、コンピュータで解析して体の断面を画像化する。3D（立体）画像の構成も可能。
・単純撮影よりも被曝量が多い。

超音波（エコー）検査
- プローブ（超音波を発する機械）に超音波検査用ゼリーを塗って体に押し当て、超音波の跳ね返る様子を画像モニターに映し出しながら検査を行う。
- 副作用がなく安全性も高い。
- 腹部の臓器を調べる「腹部超音波検査」と心臓や冠動脈の血流などを調べる「心エコー検査」がある。心エコー検査には、心臓の縦の断面図を映し出す「断層心エコー検査」と、心臓を流れる血流の方向などを色で表示する「カラードップラー検査」がある。

MRI検査（核磁気共鳴画像法）
- 強い電磁の機械の中で電磁波を照射して磁気共鳴現象を起こす。体内の水素原子核の動きを利用し、臓器や血管を画像化する。
- 心臓ペースメーカーなど、金属が体内にある人は検査できない。
- 頭蓋骨内の病変でも診断が容易に行え、造影剤なしで血管画像が撮れる。

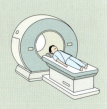

内視鏡検査
- 先端にカメラのついたファイバースコープを体の中に入れて撮影する手法。ファイバースコープは、消化管の撮影では口または肛門から入れるが、肝臓や腎臓の撮影では体に穴を開けて挿入する「腹腔鏡」を行う。

検査方法と検査値

心電図検査

心電図は、心臓の動きで発生するわずかな電気信号の変化を捉え、規則性のある波形として記録するものです。心臓のどこに異常があるのかを調べることが可能です。

検査の概要

- 検査で出した波形やリズムのどこにどんな異常があるかによって心臓の状態を診断、異常を発見する。
- 一般的な心電図検査は、横になって行う「誘導心電図」になる。異常が見つかった場合には、運動心電図やホルター心電図などの検査をする場合がある。

心電図検査の方法

- 誘導心電図検査の場合、仰向けで横になり、左右の手首・足首、前胸部に電極をつけて検査する。
- 心臓で発生するわずかな電流の変化を読み取り、波形図として数秒間記録する。
- 運動をしながら心電図をとる「運動心電図」、24時間心電図を装着する「ホルター心電図」などもある。

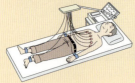

12誘導心電図検査
電極は胸部に6個、両手、両足に取り付ける。核電極や電極間で検知した12種類の波形を記録する。

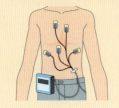

ホルター心電図検査
小型の機械を持ち歩き、胸の数カ所に電極をつけて24時間連続で心電図を記録する方法。狭心症などは病院で検査をするときに心電図に異常が現れるとは限らないため、どんな時に異常が出るのか1日を通して観察する。

心電図の種類

- 心電図には、以下のようにさまざまな波形のものがある。
- 心室性期外収縮：もともとのタイミングより早期に電気的な興奮が生じる。この不整脈自体にはさして問題はない。
- 心房細動：高齢者によくみられる不整脈。正常の電気刺激以外に心房の心筋が興奮し、不規則な電気信号が発生している状態。心臓の正しい収縮と拡張ができなくなる。P 波がなく R-R 間が不規則、大きさや間隔の異なる小さな波がある。心疾患、甲状腺機能亢進症などが原因。
- 心室頻拍：QRS 波形の幅が広く、規則正しい間隔で出現する。心筋梗塞、異型狭心症、高血圧症、心筋炎、心不全、薬剤の投与などが原因。
- ブロック：正規の刺激発生部位から電気刺激が出ているが、出る刺激が欠落している。欠落する刺激があまりに多くなると心臓の動きが悪くなり、意識がなくなることも。

正常な心電図

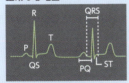

波形の基本的意味
P 波：心房の興奮（収縮）によって生じる波形
PQ 時間：心房から心室へ興奮が伝わるまでの時間
QRS 波形：心室の興奮によって起こる波形
ST 部分：心室の興奮が終わり、回復が始まるまで
T 波：心室が興奮から回復する際にみられる波形

心室性期外収縮

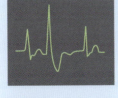

心房細動

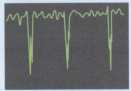

心室頻拍

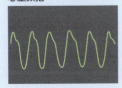

ブロック

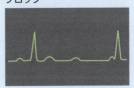

検査方法と検査値

その他の検査

これまでの検査のほかに、体内に腫瘍があるか調べる「腫瘍マーカー検査」や、疾患部位の組織を切り取って調べる「病理検査」などがあります。

腫瘍マーカー検査

- 腫瘍マーカーとは、腫瘍ができると作り出される物質である。
- 多くの腫瘍マーカーは腫瘍がなくても血液中に存在しており、その物質の量が増加しているかを調べ、マーカーの種類で発生している臓器を推測する。
- 腫瘍マーカーは数種類あり、それぞれ推測できる腫瘍の発生部位が違う。そのため、通常は複数のマーカーを同時に調べる。
- 腫瘍の有無を発見するだけでなく、治療の経過観察や、画像検査では見つけられない微小な腫瘍の確認などにも役立つ。

腫瘍マーカー検査の例

項目	腫瘍
CEA	胃・大腸がん
AFP	肝がん
PSA	前立腺がん
CA125	卵巣がん
CA19-9	膵・胆管がん

病理検査

- がんなどの疾患の最終的な確定診断に用いられる。
- 皮膚、骨髄、臓器の組織、腹水、胸水などを穿刺針、または内視鏡を用いて採取して検査する。
- 組織を顕微鏡レベルで観察するため、画像診断よりも有効な診断結果が得られる。
- 病理検査には細胞の塊をみる組織検査のほか、個々の細胞をみる細胞診検査もある。

第6章 人体の構造と加齢変化

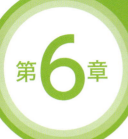

本章では、人体の構造と加齢による身体の変化を解説しています。加齢による変化を理解することで介護の際に行き届いたケアを行うことができます。

1	神経系	316
2	筋・骨格系	318
3	感覚器・咀嚼系	321
4	呼吸器系	325
5	循環器系	326
6	消化器系	328
7	内分泌系	330
8	腎・泌尿器系	331
9	生殖器	332
10	皮膚	334

人体の構造と加齢変化

神経系

神経系は中枢神経と末梢神経に分けられ、脳・脊髄からなる中枢神経は、全身の筋肉・内臓器官へ指令を出しています。末梢神経は中枢神経から出た指令を末端へ伝える情報伝達の役割を担っています。

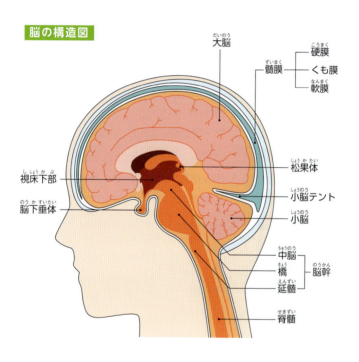

脳の構造図

神経網の構造図

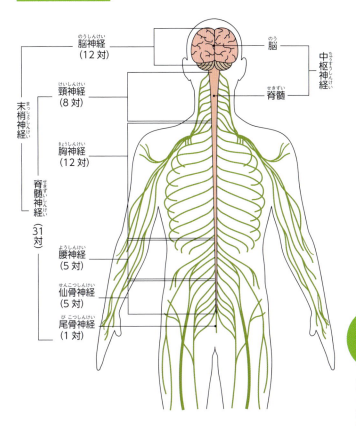

- 末梢神経
  - 脳神経（12対）
  - 脊髄神経（31対）
    - 頸神経（8対）
    - 胸神経（12対）
    - 腰神経（5対）
    - 仙骨神経（5対）
    - 尾骨神経（1対）
- 中枢神経
  - 脳
  - 脊髄

加齢による変化

- ●20歳をピークに脳神経細胞は自然に減少する。
- ●脳神経細胞が病的に変化すると認知症を発症する。
- ●生活習慣病などによる障害が起こりやすくなる。
- ●動脈硬化による障害の代表的なものが脳卒中である。
- ●糖尿病による末梢神経障害では末端の感覚が鈍くなる。

人体の構造と加齢変化
筋・骨格系

骨格は人体を支え、内臓を守り、運動機能を担う器官です。靭帯、腱、軟骨、関節によって形成されており、骨吸収・骨形成で常に生まれ変わっています。筋肉（骨格筋）は収縮・伸長して、体を動かしています。

からだの名称

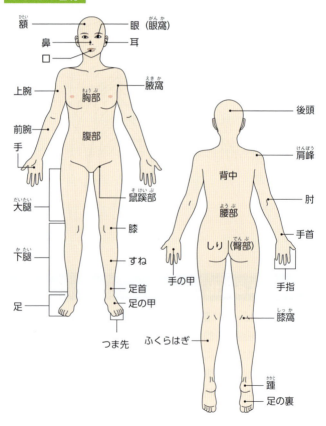

筋肉図

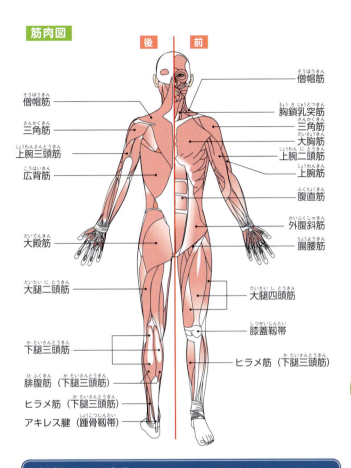

加齢による変化

- 筋肉が減少するとともに関節の可動域が狭くなる。
- 腰や背中の筋肉が弱くなり、前傾姿勢になる。
- 足の筋肉が減って歩行がしにくくなる。
- 骨・筋肉の衰えは運動不足を招き、さらに運動機能が低下する。
- 筋肉が減少することで肺や胃腸などの内臓の働きにも影響がみられる。

骨格図

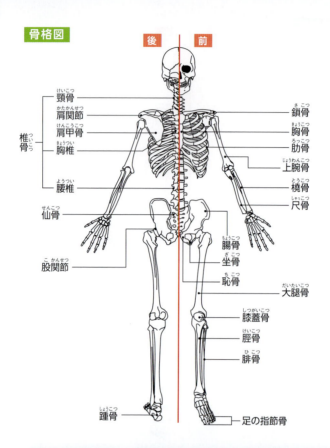

加齢による変化

- 骨のカルシウム量は加齢で減少し、骨が薄くもろくなる。
- 骨粗鬆症は骨吸収と骨形成のバランスが崩れ、骨量が減少する。
- 女性は更年期以降に骨粗鬆症のリスクが増す。
- 骨粗鬆症ではくしゃみなどのわずかな刺激で骨折しやすくなる。
- 関節の軟骨が変形し、変形性関節症を発症しやすくなる。

人体の構造と加齢変化

感覚器・咀嚼系

感覚器は外部刺激を受け取る器官です。脳の指令を受けて刺激に反応し、体内環境を維持しています。視覚・聴覚・味覚・嗅覚・触覚の5つの感覚があり、口は感覚器であるほか、咀嚼などの消化機能も担っています。

鼻・喉の構造図

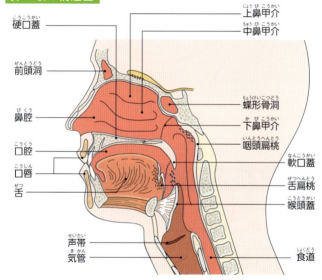

加齢による変化

- 匂いを感じ取る神経が次第に鈍くなる。
- 匂いを感じにくくなると味覚も鈍くなる。
- 老人性鼻漏（鼻水が出る）が起こることがある。
- 老人性鼻漏は鼻粘膜の加温・除湿機能の低下が原因。

目の構造図

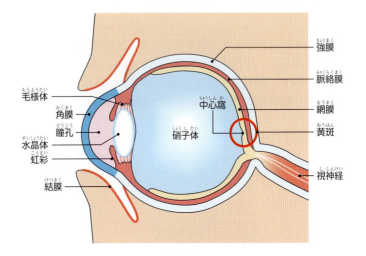

加齢による変化

- 硝子体の硬化が進み、弾力性が失われることで目の調整力が低減し、老眼になる。
- 光を感知する網膜の働きが弱くなることで、視力の低下が起こる。
- 加齢や紫外線の影響で水晶体が濁るために発症する白内障が多くみられる。
- 白内障の発症率は60代以上では7割にのぼり、目がかすんだり、まぶしく感じたりする。
- 眼圧が上昇するため、緑内障も引き起こされる。
- 老廃物の蓄積により加齢黄斑変性症なども発症しやすくなる。

耳の構造図

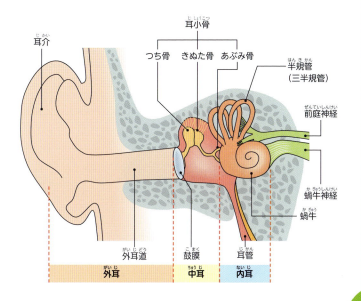

加齢による変化

- 聴覚神経の働きが弱くなることで、加齢性難聴になる。
- 音を感じる細胞や音を伝える神経の数が減ることで起こるといわれている。
- 特に子供や女性の声など、高音域が聞き取りにくくなる。
- 進行すると日常会話にも支障をきたすようになり、何度も聞き返すことが増える。
- そのため周囲から孤立し、うつや認知症を進行させることがある。

口腔の構造図

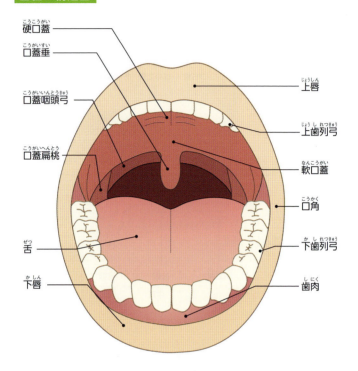

加齢による変化

- 味覚が鈍くなり、味を感じにくくなる。
- 歯が失われたりすると、軟らかいものを好んで食べるため、噛む力(咀嚼力)が低下する。
- 唾液の量が減少し、雑菌が繁殖しやすくなる。
- ものを飲み込む力が弱くなり、誤嚥しやすくなる。
- 咀嚼・嚥下力が弱まると栄養が不足し、生活の質(QOL)も低下。

人体の構造と加齢変化

呼吸器系

呼吸や発声にかかわる器管。鼻腔、咽頭、喉頭までが上気道、気管から肺が下気道。上気道では空気から不要なものが除去され、肺（肺胞）で空気から酸素を取り込み、二酸化炭素を排出します。

呼吸器系の構造図

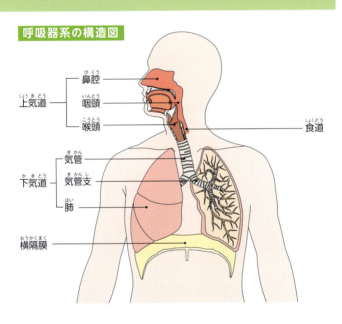

加齢による変化

- 呼吸機能が衰え、息を吸ったり吐いたりしにくくなる。
- 唾液や粘液の量が減り、異物の除去機能が弱まる。
- 誤嚥を原因とする肺炎のリスクが高まる。
- 免疫機能が低下することで、抵抗力が弱まる。

人体の構造と加齢変化

循環器系

心臓と血管・リンパ系を合わせて循環器系と呼びます。心臓は全身および肺への血液循環を行っており、血管は酸素を全身に送り、二酸化炭素を回収しています。リンパ系は水分調節や免疫にかかわっています。

心臓の構造図

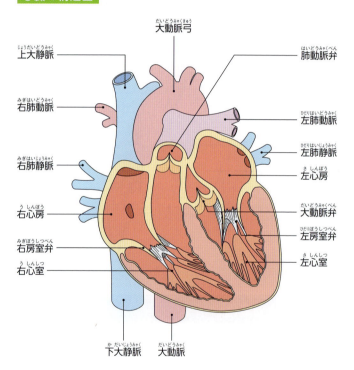

血管の構造図

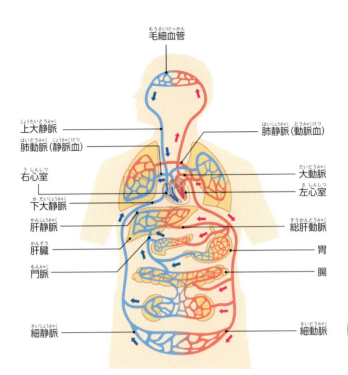

加齢による変化

- 心臓の働きが低下して、全身に影響を及ぼす。
- 心筋の細胞が変質して心臓弁膜症などを引き起こすことがある。
- 全身の動脈硬化が進みそれに伴って血圧が上昇する。
- 脳梗塞、心筋梗塞などの血管の疾患が起こりやすくなる。
- リンパの働きが弱くなり、免疫力が低下する。

人体の構造と加齢変化

消化器系

食物の消化・吸収・排泄を担う器官。口から肛門までの消化管と、肝臓・胆嚢・膵臓からなっています。消化管は食物を消化し、余分なものを排出、肝臓・胆嚢・膵臓は消化液の分泌や栄養素の代謝を行っています。

消化器系の構造図

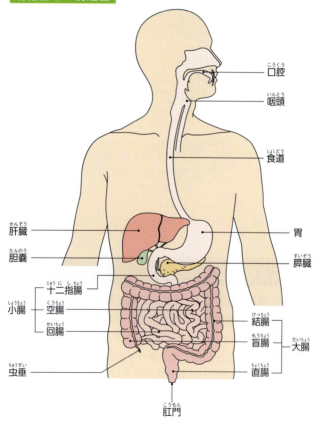

肝臓・胆嚢・膵臓の構造図

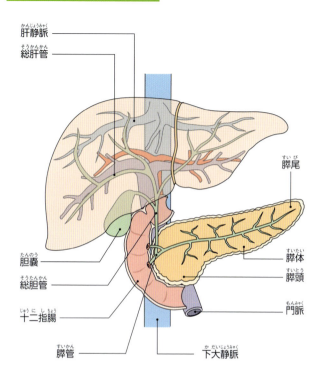

加齢による変化

- 咀嚼・嚥下機能が弱まり、消化力が低下する。
- 消化管の蠕動が低下し、便秘が起こりやすくなる。
- 肝臓の代謝が遅くなる。
- 消化液の分泌が少なくなり、栄養素の吸収が悪くなる。
- 長年の生活習慣により、大腸がんや脂肪肝などを発症することがある。

人体の構造と加齢変化

内分泌系

ホルモンを分泌し、体の機能調節を行っています。体温調節、代謝などさまざまな機能があり、下垂体や視床下部が中枢となって指令を出しています。ホルモンは血流によって運ばれ、各器官に作用しています。

内分泌系の構造図

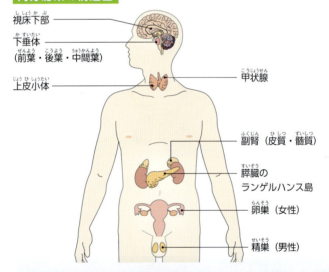

- 視床下部
- 下垂体（前葉・後葉・中間葉）
- 上皮小体
- 甲状腺
- 副腎（皮質・髄質）
- 膵臓のランゲルハンス島
- 卵巣（女性）
- 精巣（男性）

加齢による変化

- 性ホルモンの分泌が低下し、全身に影響する。
- 女性は骨粗鬆症や脂質異常症など、男性は筋量減少などが起こる。
- 40～50歳代になると更年期症状がみられる。
- 性ホルモン以外の分泌系は、加齢による影響は少ない。

人体の構造と加齢変化
腎・泌尿器系

腎臓・尿管・膀胱・尿道から構成される。腎・泌尿器系は、体内の老廃物を尿として排出します。腎臓でつくられた尿が尿管・膀胱・尿道を経て排出、尿を作る過程で体内の塩分濃度調節も行っています。

腎・泌尿器系の構造図

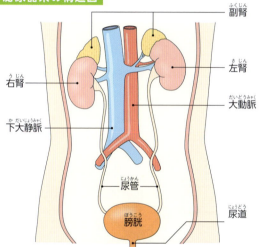

加齢による変化

- 腎臓機能が低下し、老廃物がうまく排出できなくなる。
- 筋力の低下など、さまざまなことが原因で排尿障害が起こる。
- 代表的なものは尿量異常、排尿困難、尿失禁など。
- 頻尿になり、それが原因で脱水症状を起こすことがある。
- 排尿障害が原因で尿路感染症にかかりやすくなる。

人体の構造と加齢変化

生殖器
せいしょくき

生殖を行うための器官で、思春期に発達します。男性と女性で構造は異なり、男性は精巣で生成された精子が陰茎を経て送り出されます。女性は卵巣で卵子をつくり、子宮で胎児を育てます。

男性の生殖器の構造図

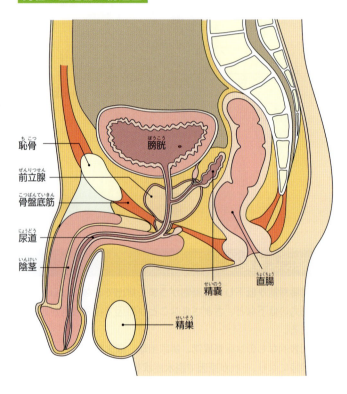

女性の生殖器の構造図

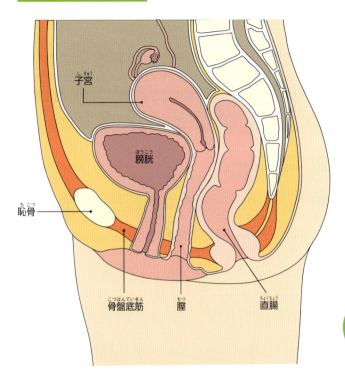

- 子宮
- 膀胱
- 恥骨
- 骨盤底筋
- 膣
- 直腸

加齢による変化

- 男性では65歳以上の約3割で前立腺肥大症を発症する。
- 肥大した前立腺が尿道を圧迫し、排尿障害が生じる。
- 女性では膣の自浄能力が低下し、感染症を起こしやすくなる。
- 女性では腹圧性尿失禁、子宮の下垂・脱出が起こりやすくなる。

人体の構造と加齢変化

皮膚(ひふ)

触覚を知覚するほか、人体を覆って保護する役割もあります。表皮は異物を体内に侵入させないように保護、真皮は体温調節と、皮脂分泌により保湿をしています。脂肪層は体組織の保護、エネルギーの貯蔵を行っています。

皮膚の構造図

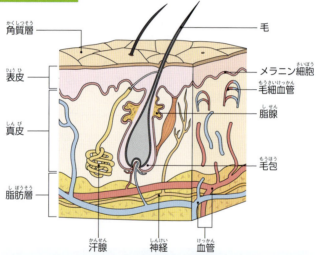

加齢による変化

- ●細胞の分裂機能が低下し、シワやしみなどが増える。
- ●皮膚が乾燥しやすくなり、皮膚掻痒症(かゆみ)が起こる。
- ●バリア機能が衰え、湿疹や感染症などが起きやすくなる。
- ●真菌感染により足・爪の水虫や、タムシを発症する。
- ●ダニの寄生による疥癬でかゆみが起こることもある。

付 録　巻末用語集

巻末用語集

介護現場で見聞きする医学・介護用語を集めました。

A-Z

▶ ALT（GPT）
アミノ酸の生成を促す酵素のひとつ。検査で値に異常が出た場合、肝臓の疾患が疑われる。

▶ ASO
閉塞性動脈硬化症。介護保険による特定疾病のひとつ。血液の流れが滞り手足に障害が現れる。進行すると潰瘍や壊死も起こる。

▶ AST（GOT）
アミノ酸の生成を促す酵素のひとつ。検査で値に異常が出た場合、肝臓や心筋の疾患が疑われる。

▶ CT
コンピュータ断層撮影法。360度からX線撮影を行い、コンピュータ処理をすることで身体の断面を画像化する。

▶ MRI
磁気共鳴断層撮影法。強力な磁石と電波を利用して身体の断面を画像化する。体内の病気やけがの検査に使われる。

▶ RET
網赤血球数。網赤血球とは作られたばかりの若い赤血球のこと。その数の増減は骨髄における造血能力を反映する。

▶ SPECT
単一光子放射断層撮影法。体内に注入した放射性物質から放出される放射線を利用して身体の断面を画像化する。

あ行

▶悪玉コレステロール
別名LDLコレステロール。肝臓のコレステロールを全身に運ぶ働きがあり、過剰になると動脈硬化を促す。

▶意識障害
意識レベルが低下している状態。知覚、認知、記憶、判断などの精神活動が正常に行えなくなる。

▶インターフェロン
細胞から分泌されるたんぱく質のひとつ。ウイルスやがん細胞の増殖を抑える働きがあり、治療に用いられる。

▶壊死・壊疽（えし・えそ）
壊死とは血液障害などにより、身体の一部の細胞や組織が死滅すること。壊疽は壊死した部分が腐敗すること。

▶黄疸（おうだん）
ビリルビンという色素が血液中に増加し、皮膚や粘膜が黄色みを帯びること。肝臓や胆管系の疾患が疑われる。

▶黄斑（おうはん）
網膜の中心にあり、視覚を担う最も重要な部分。物の色や形を識別する役割を果たす。

▶温罨法（おんあんぽう）
湯たんぽ、あんか、部分浴、カイロ、温湿布などで体を温め、苦痛を和らげる治療法。

か行

▶臥位（がい）
寝ている体位のこと。エネルギー消費が少なく安定している。仰向けは仰臥位、横向きは側臥位、うつ伏せは腹臥位という。

▶潰瘍（かいよう）
皮膚や粘膜の表面がただれ、炎症を起こした状態。血行不良、ストレス、化学的刺激などが原因で起こる。

▶過活動膀胱（かかつどうぼうこう）（過活動性膀胱）（かかつどうせいぼうこう）
膀胱が突然収縮することで尿意を感じ、我慢できなくなる病気。尿意切迫感や頻尿などの症状がみられる。

▶冠動脈（かんどうみゃく）
心臓を取り囲む血管で、酸素や栄養を心筋へ供給する働きを持つ。この血流の悪化は、狭心症や心筋梗塞を引き起こす。

▶緩和ケア（かんわ）
痛みや吐き気、不安や抑うつなどの身体的・精神的苦痛を和らげるための医療や介護。

▶期外収縮（きがいしゅうしゅく）
不整脈のひとつ。規則正しい拍動とは別に、心臓が突然早く収縮すること。

付録　巻末用語集

▶狭窄
狭くなること。血管や消化管、視野などに起こる。

▶筋固縮
パーキンソン病の症状のひとつ。筋肉が固くこわばっている状態のこと。自分でも動かしにくくなる。

▶経管栄養
口から食事を摂れないとき、鼻または腹部から胃にチューブを入れ栄養を補給する方法のこと。

▶劇症肝炎
肝炎のうち、肝細胞が急激かつ大量に破壊されることで肝機能が著しく低下し、意識障害などが起こる病気。死亡に至ることも多い。

▶血腫
血液がたまり、凝固してこぶになっている状態。大きさや部位によって命にかかわることもある。

▶血糖
血液中に含まれるブドウ糖の割合。数値が高い状態が続くと糖尿病と診断される。

▶降圧薬
高血圧治療に使用される、血圧を下げるための薬。カルシウム拮抗薬、ACE阻害薬、利尿薬などがある。

▶膠原病
自己免疫異常により結合組織に炎症が起こる病気の総称。関節リウマチ、シェーグレン症候群、全身性エリテマトーデスなどがある。

▶拘縮
筋肉や関節の動きに制限がある状態のこと。寝たきりなどによって起こる。

▶誤嚥性肺炎
誤って気管に入ってしまった飲食物や唾液などが肺に届くことが原因で起こる肺炎。

▶骨量
骨に含まれるカルシウムやリンなどのミネラルの量。老化などにより骨代謝のバランスが崩れると、骨量も変化する。

さ行

▶在宅人工呼吸療法
自力呼吸が難しい要介護者に

対して、自宅で人工呼吸器を使用し呼吸を補助する治療法。気管を切開する方法とマスクなどを装着する方法がある。

▶嗄声（させい）
声がかれたり、かすれたりすること。脳血管障害や胸部がんなど、喉の異常以外によっても起こる。

▶酸素飽和度（さんそほうわど）
血液中で酸素と結合しているヘモグロビンの割合。パルスオキシメーターで簡単に測定できる。

▶姿勢反射障害（しせいはんしゃしょうがい）
身体のバランスがとりにくくなる障害。つまずいたときなどに姿勢を立て直せず転倒することもある。

▶紫斑（しはん）
皮膚内および皮下組織内の出血斑のこと。褐色、黄褐色へと変色し、次第に消えていく。

▶重篤（じゅうとく）
病状が非常に重大であること。死亡に至る危険性の高い状態をいう場合が多い。

▶循環不全（じゅんかんふぜん）
主に血液の循環が不十分な状態をいう。重度の場合、ショック状態に陥ることもある。

▶静脈瘤（じょうみゃくりゅう）
血行障害により静脈の一部がこぶのように膨らんだもの。下肢に最もよくみられ、張りやむくみ、疲労などの症状がある。

▶徐脈（じょみゃく）
心拍数が減少し1分間60回未満になった状態。全身に酸素が十分行き渡らず、めまいや息切れなどが起こりやすくなる。

▶自律神経（じりつしんけい）
全身の臓器をコントロールする神経。自分の意思とは関係なく24時間働いている。交感神経と副交感神経がある。

▶神経ブロック（しんけいブロック）
神経に局所麻酔薬を注入して一時的に麻痺させることで痛みや不随意運動を軽減する治療法。

▶人工肛門（じんこうこうもん）
直腸がんの手術などによって

肛門を切除した場合に、腹部に腸の断端を出して設けられる人工排泄口。消化器ストーマともいう。

▶振戦
指先や手首など体の一部が自分の意思とは関係なく震えること。パーキンソン病などで起こるが、原因不明の場合もある。

▶水疱
水ぶくれのこと。表皮内に液体がたまってできる。

▶全身倦怠感
全身がだるい、重いと感じること。持続する場合は、何らかの病気が関係していることもある。

▶善玉コレステロール
別名 HDL コレステロール。コレステロールを全身の組織から肝臓へ回収する働きがあり、動脈硬化を防ぐ。

▶組織間液
細胞外液のうち4分の3を占める体液。細胞に酸素や栄養を供給し、二酸化炭素や老廃物を受け取る。間質液、細胞間液ともいう。

た行

▶タール便
黒色の便。胃・十二指腸潰瘍や胃がんなどで上部消化器官に出血が起こるとみられることがある。

▶体位ドレナージ
体位を変えることで、重力を利用して痰などを吐き出す方法。

▶対症療法
病気の原因そのものを治療するのではなく、出現している症状に対する処置をして苦痛を和らげる治療法。

▶椎間板ヘルニア
椎間板内の髄核がはみ出て脊髄などの神経を圧迫することで、激しい痛みやしびれを引き起こす病気。腰痛などの原因となる。

▶透析療法
腎機能の著しい低下により、血液中の老廃物などを十分に除去できない場合に、機械を使って血液の正常化を行う治療法。血液透析と腹膜透析がある。

▶特定疾病
40歳以上65歳未満の被保険者でも要介護等認定の申請ができる疾病のこと。介護保険制度で定められている。

な行

▶難病
原因不明で治療が難しく、後遺症を残すことも少なくない疾病。治療費や介護など家族の経済的・精神的負担も大きくなる。

▶尿毒症
腎機能の著しい低下により、尿から排出されるべき老廃物が血液中にたまることで起こる症状。吐き気、食欲不振、頭痛などがみられる。

▶ネブライザー
吸入療法で使用する器具。液体の薬剤を霧状にして噴霧するので、呼吸するだけで薬剤を速やかに患部まで届けられる。

▶嚢胞
身体のさまざまな部位にできる、液体がたまった袋状のもの。肝臓にできると肝嚢胞、腎臓にできると腎嚢胞という。

は行

▶徘徊
認知症の主な症状のひとつ。ひとりでどこともなく歩き回る行動。本人は目的があって歩いているため、原因などを踏まえた対応が必要。

▶敗血症
血液中に入り込んだ細菌が増殖して広がり、全身に症状が現れる病気。頭痛、高熱、衰弱などがみられ、死亡に至ることもある。

▶梅毒
性感染症のひとつ。梅毒トレポネーマという細菌が引き起こす。母子感染や輸血による感染もある。

▶びらん
皮膚や粘膜などの表面がただれ、組織が欠損した状態。表面は少し湿潤し、赤みを帯びている場合が多い。

▶腹部膨満（ふくぶぼうまん）
排出されるべきガスや便などが腸内にたまり、腹部が張って膨らんだ状態。

▶閉塞（へいそく）
血管や消化管が塞がれてしまった状態。血栓や脂肪により血管が閉塞すると、脳梗塞や心筋梗塞となる。

▶発赤（ほっせき）
皮膚が赤みを帯びること。毛細血管の拡張・充血によって起こり、褥瘡の初期段階ややけどなどでみられる。

ま行

▶麻疹（ましん）
麻疹ウイルスによって発症する感染症。空気感染、飛沫感染、接触感染が感染経路となる。10日ほど潜伏期があり、風邪様症状後に高熱や発疹がみられる。はしかともいう。

▶無動（むどう）
パーキンソン病の症状のひとつ。筋肉が緊張し動かしにくくなること。身体の動きや表情が全くなくなったり、少なくなったりする。

▶メタボリックシンドローム
内臓脂肪症候群。内臓脂肪型肥満に加えて、高血糖、高血圧、脂質代謝異常のうち2つ以上を併せ持った状態をいう。動脈硬化に伴う病気の原因となる。

ら行

▶リンパ浮腫（ふしゅ）
リンパ液の流れが悪くなり身体の一部にたまって膨らんだ状態のこと。腕や脚がむくむことが多い。

▶冷罨法（れいあんぽう）
氷嚢や冷湿布などで患部を冷やすことで炎症や充血などを軽減し、苦痛を和らげる治療法。

わ行

▶ワクチン
無毒または弱毒化した病原体を接種して、免疫をつくり、感染症を予防するための医薬品。

索引

英字

AED 274
ALS 76
BPSD 80
COPD 130,288
GCS 245
HDS-R 82
HOT 131
JCS 245
MRSA 感染症 212
O-157 208
S 状結腸 175
TPN 286
X 線検査 310

あ行

悪玉コレステロール ... 142,305
圧迫骨折 94
アルコール依存症 192
アルツハイマー型認知症
.... 84,92

胃・十二指腸潰瘍 136
胃炎 134
胃潰瘍 134,136
胃がん 178
意識障害 244
意識清明 245
意識レベル 234,244
萎縮性膣炎 172
一過性脳虚血発作 66
イレウス 139
胃ろう 235,278
インスリン 150,296
インスリン注射 296
インスリン療法 152
院内感染 108,212,215
インフルエンザ 128,133
う歯 110
うつ病 186
運動麻痺 218
腋窩温 234
エコー検査 311
エコノミークラス症候群 .. 124
壊死 98,194,294
エストロゲン 176,184
嚥下障害 57,78,247,276
嘔気 278,287

343

黄疸	144,146,181
嘔吐	22,24,208
黄斑	107,322

か行

ガーグルベースン	265
臥位	228,255
開眼	245
外呼吸	240
疥癬	197
潰瘍	136,194
化学療法	172
過換気症候群	241,244
覚醒	245
喀痰吸引	276
拡張期血圧	113,238
下行結腸	175
ガス交換	240
画像検査	310
喀血	25
かぶれ	200
加齢黄斑変性症	107
眼圧	106
肝炎	144
感覚麻痺	218
肝がん	181
間欠性跛行	102,118
肝硬変	146
感情失禁	86
感情鈍麻	90,188
関節リウマチ	98
浣腸	272
冠動脈	115,116,311
カンピロバクター	209
記憶障害	70,80,83
期外収縮	242,313
気管支炎	133
気管支喘息	241,308
気管切開	280
起座呼吸	121
企図振戦	31
逆流性食道炎	138
丘疹	51,200
狭心症	115
強直間代発作	74
胸痛	42
強迫性障害	193
切り傷	258
起立性低血圧	228
筋萎縮性側索硬化症	76
筋性防御	222
筋力低下	103
空腸	278
口すぼめ呼吸	131
クモ状血管腫	146

くも膜下出血	64	構音障害	66,76,79
クローン病	45,286	抗凝固薬	67,125
けいれん	30	口腔温	234,237
経管栄養	278	口腔がん	180
経口補水液	207,221,231	口腔ケア	56,264
経口薬	247	高血圧	112
経皮吸収型製剤	115	抗血小板薬	67,87,119
下血	52,136,140	膠原病	159
劇症肝炎	144	高コレステロール血症	158
血圧	112,114,228,238	高次脳機能障害	70
血圧測定	112,238	後縦靭帯	95
血液検査	302	後縦靭帯骨化症	95
血液透析	290	甲状腺がん	183
結核	132,210,222	甲状腺機能亢進症	157
血管性認知症	86	甲状腺機能低下症	156
欠神発作	74	抗精神病薬	85,189
血腫	63,68	抗てんかん薬	74
血漿	302	口内炎	159,266
血小板	302	高尿酸血症	154
血痰	124,179	紅斑	159,198,202
血中酸素飽和度	262	抗不安薬	85,187,189
血糖	298	硬膜下血腫	68
血便	52,140,175	誤嚥	18,57,126,250
幻覚	38,80,188,190	誤嚥性肺炎	57,126,264
言語障害	32,56,93	固縮	72,88
倦怠感	34,187	骨髄	226,300
幻聴	188	骨折	14,94,96
見当識障害	80,83	骨粗鬆症	94,96
抗インフルエンザ薬	129	骨盤底筋訓練	163,165

骨密度	97	失行	80
鼓膜温	234	実行機能障害	80
		湿疹	200
		失認	80
		若年性認知症	92

さ行

在宅酸素療法	288	収縮期血圧	113,238
坐骨神経痛	216	十二指腸潰瘍	136
坐剤	247,256	腫瘍マーカー	314
錯覚	89	循環不全	288
サルモネラ	140,208	昇圧薬	229
三叉神経痛	217	上行結腸	175
酸素療法	131,262,288	静脈血栓塞栓症	124
残便感	148,272	静脈瘤	146
痔	149	褥瘡	194,294
子宮がん	184	食中毒	208
子宮頸がん	184	食道がん	180
子宮体がん	184	食欲不振	134,144,186
糸球体腎炎	162	徐脈	117,242
耳垢	59,267	自律神経	72
思考障害	186,188	腎盂腎炎	170
自己導尿	270	腎炎	162
脂質異常症	158	腎がん	182
歯周病	111,264	真菌	126,198,210
姿勢反射障害	72	心筋炎	313
失外套症候群	245	心筋梗塞	116
失禁	163	心筋症	117
失語	80	神経因性膀胱	166
		神経症状	190,208
		神経症性障害	193

神経痛	216	脊椎損傷	284,292
神経ブロック	217	脊柱管狭窄症	102
人工肛門	175,268	全身性エリテマトーデス	159
進行性核上性麻痺	78	仙髄	166
心室性期外収縮	313	善玉コレステロール	304
振戦	30,72	前頭側頭型認知症	90
心臓ペースメーカー	282	喘鳴	28,120,262
心臓弁膜症	117,120,327	せん妄	190
心臓マッサージ	274	前立腺がん	183
心電図検査	312	前立腺肥大	168
心不全	120	総頸動脈	234,242
腎不全	160	総胆管結石	142
心房細動	313		
膵炎	147		
膵がん	181		
水晶体	105,322		
水分欠乏性脱水	221		

た行

水疱	194,198,200	体位ドレナージ	133
髄膜炎	93	体位変換	139,194,295
睡眠時無呼吸症候群	191	体温	236
睡眠障害	191	帯状疱疹	203
頭痛	40	苔癬化	51
ステロイド薬	99,159	大腸炎	140
ストーマパウチ	268	大腸がん	175
擦り傷	258	大動脈瘤	122
スワンネック変形	98	脱水	220
生活習慣病	17,151	胆管炎	142
精神療法	187,189	胆汁	142,223,246
脊髄小脳変性症	79	男性ホルモン	168

胆石	142
胆のう炎	142
痰の吸引	276
ダンピング症候群	178
単麻痺	33
注意障害	70
中核症状	80
中心静脈栄養法	286
昼夜逆転	190
超音波検査	311
貼付剤	252
腸閉塞	139
直腸温	232,236,237
直腸がん	166
遂行機能障害	70
椎間板ヘルニア	103
対麻痺	33
痛風	154
爪切り	260
低血圧	114
低血糖	152,297
低酸素血症	277,288
低酸素脳症	70
低体温症	232
摘便	292
鉄欠乏性貧血	226
デブリードマン	294
てんかん	74
点眼剤	247,254
点鼻剤	247,254
統合失調症	188
橈骨遠位端骨折	94
橈骨動脈	242
透析療法	161
糖尿病	150
糖尿病性昏睡	241
糖尿病性神経障害	17,151
糖尿病性腎症	17,151,160
糖尿病性網膜症	17,151
特定疾病	17
吐血	25
怒張	224
ドパミン	72
ドレッシング材	287

な行

内呼吸	240
内視鏡検査	311
内服薬	246,250
ナトリウム欠乏性脱水	221
軟膏剤	247,252
難聴	104
二次性高血圧	112
日内変動	21,236,239
ニトログリセリン	115,228

乳がん	176
尿ウロビリノーゲン	306
尿管結石	173
尿検査	306
尿失禁	163
尿潜血	308
尿糖	308
尿道カテーテル	167
尿毒症	160
尿閉	164
尿路感染症	170
尿路結石症	173
認知症	80
熱中症	230
ネブライザー	254
ネフローゼ症候群	37,224
脳炎	70,210,218
脳血管障害	70,80,86
脳血栓	67
脳梗塞	66
脳出血	62
脳腫瘍	166
脳卒中	14,62
脳動静脈奇形	64
脳動脈瘤	62,64
膿尿	212,214
ノロウイルス感染症	206

は行

パーキンソン病	72
肺炎	126
徘徊	80,83
肺がん	174
肺結核	132
肺気腫	17,130
敗血症	210,214
排尿困難	183,284,331
排尿障害	163,270
バイパス手術	115,116
肺胞	130,174,325
白癬	198,204,260
白血球	99,302
白濁	105
白内障	105
バセドウ病	157
鼻出血	60
パルスオキシメーター	262
皮下出血	93
皮下組織	194,246
皮疹	198
ピック病	90
皮膚炎	200
皮膚がん	185
皮膚真菌症	198
皮膚掻痒症	196

飛蚊症	58,150	ヘルニア	103
飛沫感染	132	変形性関節症	100
日和見感染症	210	便検査	306
びらん	159,176,201	便秘	148
ビリルビン	304,308	片麻痺	33
貧血	226	膀胱がん	182
頻尿	165	膀胱訓練	163
頻脈	117,242,282	膀胱結石	173
ファイバースコープ	311	膀胱留置カテーテル	284
不安障害	193	蜂窩織炎	204
不穏状態	245	歩行器	65,102
フォンテーン分類	119	歩行障害	69,78
腹式呼吸	131	ボタンホール変形	98
腹水	146,222	補聴器	104,190
腹痛	44	発疹	50,197,200
腹膜炎	222	発赤	124,204
腹膜透析	290	本態性高血圧	112
腹部膨満	222		
腹部マッサージ	148		
服薬カレンダー	248		
浮腫	224		
不整脈	117		
不眠症	191		
プリン体	155		
ブロック	313		
閉塞性動脈硬化症	118		
閉塞性肺疾患	130		
ペースメーカー	282		
ヘモグロビン	302		

ま行

まだら認知症	86
末梢神経障害	79,166,317
麻痺	32,218
慢性閉塞性肺疾患	130
耳式体温計	236
脈拍	242
虫歯	110,264

無動	72
メチシリン耐性黄色ブドウ球菌	212
メニエール病	109
毛細血管	224, 303
妄想	80, 188, 190
網膜	107, 322

臨床検査	300
リンパ浮腫	176, 204
裂肛	149
レビー小体型認知症	88
老人性難聴	104

や行

やけど	258
薬疹	202
有酸素運動	152
溶血性貧血	303
腰椎椎間板ヘルニア	32, 216

ら行

落屑	197
卵巣がん	184
リウマチ熱	117
流行性角結膜炎	108
留置カテーテル	284
緑内障	106
緑膿菌感染症	214

● 監修者

佐藤　富士子（さとう　ふじこ）

大妻女子大学人間関係学部人間福祉学科教授。
1975年慶応義塾大学医学部附属厚生女子学院卒業後、看護師として6年の臨床経験を積む。東京都立看護専門学校専任教員として13年間の勤務を経て、1999年より大妻女子大学に勤務。
東洋英和女学院大学人文学部人間学科卒業、桜美林大学大学院国際学研究科老年学専攻博士前期課程修了（老年学）。
主な研究分野は介護概論、介護技術論、介護過程展開論。
主な共著に、『介護福祉士資格取得のための実務者研修テキスト「人間と社会」』『介護実習指導者テキスト』（全国社会福祉協議会）、『新・介護福祉士養成講座「介護過程」・「生活支援技術」』、『新版ポケット介護技法ハンドブック』（中央法規出版）、『Q & A「ひやり・はっと」体験で学ぶ介護』（一橋出版）、『介護実践講座ホームヘルパー2級テキスト「在宅介護の基礎知識」』（介護労働安定センター）などがある。
日本老年社会科学会、日本介護福祉学会、日本介護福祉教育学会所属。

● 本文デザイン　HOP BOX
● イラスト　岡田 真一・HOP BOX
● 編集協力　有限会社サーフ・デザイン
● 編集担当　森田 直
（ナツメ出版企画株式会社）

本書に関するお問い合わせは、書名・発行日・該当ページを明記の上、下記のいずれかの方法にてお送りください。電話でのお問い合わせはお受けしておりません。
・ナツメ社 webサイトの問い合わせフォーム
https://www.natsume.co.jp/contact
・FAX（03-3291-1305）
・郵送（下記、ナツメ出版企画株式会社宛て）
なお、回答までに日にちをいただく場合があります。正誤のお問い合わせ以外の書籍内容に関する解説・個別の相談は行っておりません。あらかじめご了承ください。

ナツメ社Webサイト
https://www.natsume.co.jp
書籍の最新情報（正誤情報を含む）はナツメ社Webサイトをご覧ください。

大事なポイントをしっかり押さえる！
早引き　介護の医学知識　ハンドブック

2018年 3月 6日　初版発行
2025年 1月 1日　第9刷発行

監修者　佐藤富士子
発行者　田村正隆

Sato Fujiko, 2018

発行所　株式会社ナツメ社
東京都千代田区神田神保町1-52　ナツメ社ビル1F（〒101-0051）
電話　03（3291）1257（代表）　FAX　03（3291）5761
振替　00130-1-58661
制　作　ナツメ出版企画株式会社
東京都千代田区神田神保町1-52　ナツメ社ビル3F（〒101-0051）
電話　03（3295）3921（代表）
印刷所　ラン印刷社

ISBN978-4-8163-6405-1　Printed in Japan

〈定価はカバーに表示してあります〉〈落丁・乱丁本はお取り替えします〉
＊本書の一部または全部を、著作権法で定められている範囲を超え、ナツメ出版企画株式会社に無断で複写、複製、転載、データファイル化することを禁じます。